Resource Dependence and Institutional Logic
for Healthcare Organizations Survival

资源依赖与医疗服务组织生存的制度逻辑

胡重明◎著

人民出版社

策划编辑：郑海燕
责任编辑：张　蕾
封面设计：林芝玉
责任校对：吴容华

图书在版编目(CIP)数据

资源依赖与医疗服务组织生存的制度逻辑/胡重明 著. —北京:人民出版社，
　2020.9
ISBN 978－7－01－022432－9

Ⅰ.①资…　Ⅱ.①胡…　Ⅲ.①医院-管理-研究　Ⅳ.①R197.32

中国版本图书馆 CIP 数据核字(2020)第 158121 号

资源依赖与医疗服务组织生存的制度逻辑
ZIYUAN YILAI YU YILIAO FUWU ZUZHI SHENGCUN DE ZHIDU LUOJI

胡重明　著

人民出版社 出版发行
(100706　北京市东城区隆福寺街 99 号)

中煤(北京)印务有限公司印刷　新华书店经销

2020 年 9 月第 1 版　2020 年 9 月北京第 1 次印刷
开本:710 毫米×1000 毫米 1/16　印张:15.5
字数:200 千字

ISBN 978－7－01－022432－9　定价:66.00 元

邮购地址 100706　北京市东城区隆福寺街 99 号
人民东方图书销售中心　电话 (010)65250042　65289539

序　言

　　有关我国医疗卫生服务体系(特别是以公立医院为代表的医疗服务组织)的研究很多,但从公共管理学的角度来系统地研究此类组织的生存和发展问题却极少见。胡重明撰写的《资源依赖与医疗服务组织生存的制度逻辑》一书的问世,极大地推进了这方面的研究。这是一件十分令人高兴的事,因为这一研究不仅具有理论上的意义,而且在实践层面上也有助于推进我国医疗卫生服务体系的建设和改革。

　　要准确理解中国式医疗服务组织的制度性质和角色,就需要有效把握公立医院这样的事业单位所处的制度环境的特征。在中国,国家对事业单位实行"谁主办,谁主管,谁负责"的管理体制。在这种体制下,政府既是事业单位的出资人、举办者,也是事业单位的主管者、监督者。政府及相关部门采用类似行政组织的科层化方式对其进行管理。而与此同时,随着管办分离、法人治理等改革的实施,这些医疗服务组织不只是传统制度结构的"受动者",它们也可能是特定场域中积极作为的"施动者",甚至可能实际改变制度和政策的执行逻辑。

　　然而，对于中国医疗服务体系所发生的现象，现有的相关研究没能有效把握这种区别于西方语境的复杂性质，往往只是借助通用性的框架来进行分析。比如，以单位制、科层制等框架来对公立医院的制度性质作出判断，或者以西方式的非营利组织或第三部门的模型去定位其理想角色和制度；对其与政府之间关系的许多讨论都简单地套用"国家—社会"或"政府—市场"等宏观框架，或者以产权理论、委托代理理论等组织经济学工具加以描摹。因此，需要立足中国语境的实际情况，从改革的进程中全面系统地认识公立医院以及中国医疗服务体系的运转逻辑。本书正是在这方面做了极大的努力。

　　本书主要有以下几个方面的贡献。首先，本书最有价值的地方在于作者从资源依赖的角度构建了一个理论分析框架。与学界许多聚焦于宏观政策或制度层面的研究不同，这一理论分析框架将重点置于组织场域和组织间关系的层次，并以焦点组织的分析为主要线索，将宏观制度环境、微观组织行动有机结合起来，提供了一种系统性的解释。而且，这一分析框架与常用的"理性选择"和"制度同形"两种分析角度也不同，它强调建立在资源依赖因素之上的内生性制度变迁，并从权力的交互性与资源依赖的动态均衡这样的基本假定出发来分析医疗改革中产生的现象和问题。这对仅仅以单向性的权力控制观来解读组织行为和政事关系的研究也是一种修正。所有这些，使得这一理论分析框架不仅能解释医疗服务组织改革中出现的问题，也能解释其他组织在改革中出现的类似问题。此外，资源依赖理论是"舶来品"，但作者在运用这一理论分析中国公立医院这样的组织时对它进行了必要的扬弃，而不是简单地套用和复制，这一点也是难能可贵的。

其次,本书以一个公立医院为例,从行动者、资源依赖和制度变迁的关系出发来解释中国医疗改革中长期存在并令人困惑的一个现象——许多公立医院,特别是城市大型公立医院并没有获得组织效率的显著提升,却能够实现持续的扩张和发展。本书的分析从理论上回答了"低效率运作的组织何以维持生存"以及"制度变迁究竟如何影响医疗服务组织的行为和绩效"等事关改革的一系列基本问题,回应了中国医疗改革的重大关切,凸显了本书的实践价值。

最后,作者在分析过程中所得出的一些结论也很具有启发性。比如作者认为,内生性制度变迁的过程具有三个相互关联的重要特征:(1)资源依赖的动态均衡成为制度变迁的基本动力;(2)合法性资源的交换是制度变迁的一个必要条件;(3)组织在场域中的相对位置影响制度变迁的方向。在此基础上,作者认为,虽然医院在改革中凭借"制度赋能"和争取资源发挥了积极的能动性,实现了更大的发展,但是其遭遇的效率困境正来源于这种内生性制度变迁过程的固有矛盾。若从微观行动者改进组织绩效的主观动力来看,不断强化的"条块分割"的资源依赖格局实际上提高了它们对"内生性增长"发展模式的依赖程度。若从微观行动者改进组织绩效的客观条件来看,存有缺陷的地方行动者间的共生相依关系则降低了医疗服务组织改进绩效的可能性——不断膨胀却难以明确保障的社会功能要求、问责体系的薄弱、市场进入程度和剩余索取实施程度的不足等问题都给公立医院的绩效改进带来了消极的影响。这样的分析是很精当的,对于正在持续推进的改革具有显著的参考价值。

胡重明是我的博士研究生。读博期间认真刻苦,勤于思考,具备了坚实的理论基础和比较深厚的分析能力。读博期间和毕业后，时有质量上乘的论文发表。本书的出版，使我国公共管理学研究领域又增加了一部值得一读的作品。我很高兴胡重明这些年来取得的进步，并期待他下一部作品的问世。

是为序。

竺乾威

于复旦大学国际关系与公共事务学院

2020 年 3 月 16 日

目　录

第一章　改革：抉择、争论与破题

　　几乎没有一个行业的变化能够像医疗服务供给领域那样深刻却又直接地影响着社会公众的生活。这个专业性领域的成长和变迁，对于中国国家建设和社会转型而言，尤其具有重大的现实意义。可当诸多企盼的目光纷纷聚焦于这个领域，叹息与争议之声又仿佛比其他的公共事业领域所遭受的更多。毋庸讳言，随着改革与创新的持续推进和深化，无论是实践中对政策方案的设计与选择，还是理论上关于组织或制度变迁问题的回应，都将越来越成为医疗服务供给领域的理论与实务工作者关注的焦点。本书所呈现的研究成果仅仅是一次尝试——从一个或几个富有意义的研究问题出发，寻求一套可能的路径或方式，尽量加入到有效的讨论当中。

第一节　改革之问

　　从组织和制度建设的角度来讲，当前正在大力推动的公立医院和医疗服务供给体系改革的核心是要理清政事关系的问题。党的十八大报告指出要"深入推进政企分开、政资分开、政事分开、政社分开"。党的十九大报告再次重申了深化事业单位改革的目标和任务，即"强化公益属性，推进政事分开、事企分开、管办分离"。而实际上，"政事分开""管办分离""法人治理"等词汇并不是新鲜词。自20世纪90年代后期开始，甚至更早的时候，它们就已经成为中国公立医院和事业单位改革的流行词。① 各地改革的实践也可谓"如火如荼"。

问题在于，经历了多年积极探索和努力实践之后，政府在处理与事业单位的关系、理清自身角色定位、保障公立医院等事业单位的公益属性和服务绩效等方面，仍然存在不少问题和阻力。这正是党的十八大以来，中央依旧强调要推进"政事分开""管办分离""法人治理"等改革的原因。

那么，之前改革的探索和实践究竟如何影响了政事关系、塑造了公立医院的行为和绩效？其问题的来源和线索是什么，改革遭受迟滞的症结是什么？如若不能从制度的结构特征和作用形成的机制、因素入手，做更详尽的历史考察和研究，那么对相关问题的回应将缺乏充分的依据。这就使得我们有必要将视野再次回到现行公立医院管理体制的形成和规范时期，特别是20世纪90年代后期至党的十八大之前这个阶段，对影响现有政事结构和运作的体制机制因素做回顾与探究。

---

① 自20世纪90年代后期以来，关于公立医院及事业单位"管办分离"改革和"法人治理"改革的研究文献呈现爆发式增长的势头。

一、改革的抉择

改革开放以来，中国医疗服务供给领域开启了一场以自主化为主题的深度的制度变迁运动。一方面，通过引入市场手段和竞争机制，一定程度上为公立医院的经营形成"市场化"的制度环境；另一方面，则是逐步减少"行政化"对微观供给主体的直接干预，赋予其更大的自主行动空间。这一改革的战略抉择对中国医疗卫生服务体系的运行产生了重大影响，给公立医院的生存与发展带来了一系列的变化。

1985 年，国务院批转了卫生部《关于卫生工作改革若干政策问题的报告》，提出要"放宽政策，简政放权，多方集资，开阔发展卫生事业的路子"[①]。1992 年 9 月，卫生部下发了《关于深化卫生改革的几点意见》，提出进一步扩大医疗卫生单位的自主权，使单位真正拥有劳动人事权、业务建设决策权和工资奖金分配权。1997 年 1 月，在中共中央、国务院下发的《关于卫生改革与发展的决定》中，又提出了要改革卫生机构运行机制，建立起有责任、有激励、有约束、有竞争、有活力的运行机制。

2000 年 2 月，国务院办公厅转发八部委《关于城镇医疗卫生体制改革的指导意见》及其相关配套文件，城镇医疗保险制度改革、城镇医疗机构改革、药品生产流通体制改革等三项改革同步推进，医疗卫生体制改革进入到一个全面推进阶段。其重点就是要扩大公立医疗机构运行自主权，建立健全内部激励机制和约束机制；深化医疗机构人事制度和分配制度改革，实行双向选择、竞争上岗、逐级聘用合同制，使医疗机构的员工收入与技术水平、服务

---

① 和经纬：《中国城市公立医院民营化的政治经济学逻辑》，《中国行政管理》2010 年第 4 期。

态度、劳动贡献等挂钩,适当拉开分配档次,等等。

随着中央向地方的分权和公立医院等微观行动者之间市场竞争的加剧,掀起了以强化经济激励为导向的地方改革运动。政府财政在卫生事业投入上的大幅减少使得公立医院必须通过市场竞争获取更多的利润,方能保证自身的生存与发展。政府通过鼓励和扶持一些地方性的"创新试点",逐步积累改革的经验和范例,然后经由中央的肯定和倡导,以创新扩散的形式推广至全国范围,并选择适当的时机出台全国性的政策或法规予以执行。"经济激励"与"政策示范"相结合作为推动地方改革的工具,成为包括医疗服务领域在内的中国公共服务和公共治理领域渐进式改革的鲜明特征。

在经济激励与政策示范的推动下,以自主化为导向的公立医院改革也愈来愈向着体制性改革的深水区逼近。在 20 世纪 90 年代后期,特别是以 2003 年"新农合"政策的颁布实施为开始标志的十年医改历程中,地方层面涌现了一系列典型的公立医院管理体制改革案例。譬如,苏州市、无锡市、上海市、北京市海淀区等城市和地区酝酿多时的"管办分离"改革在 2005 年集体亮相,相继成立了苏州市医院管理中心、北京市海淀区公共服务委员会、上海市申康医院发展中心和无锡市医院管理中心等独立的医院管理机构,开始了"管办分离"的探索与试点。①

2009 年,中央出台了《中共中央、国务院关于深化医药卫生体制改革的意见》,指出要"推进公立医院管理体制改革。从有利于

---

① 参见施敏:《苏州、无锡、上海、北京海淀四地医院管办分离模式比较与分析》,《中国医院管理》2007 年第 8 期;施敏、赵永冰:《"管办分离"模式下公立医院出资人制度的探索——以上海申康医院发展中心为例》,《医学与哲学(人文社会医学版)》2008 年第 1 期。

强化公立医院公益性和政府有效监管出发，积极探索政事分开、管办分开的多种实现形式"。2010 年的《关于公立医院改革试点的指导意见》又提出，要健全公立医院监管机制，逐步实施医院信息公开，完善公立医院绩效考核制度，加强医疗安全质量和经济运行监管。同时，改革公立医院法人治理机制，建立以公益性为核心的公立医院绩效考核管理制度，探索建立医院院长激励约束机制。2012 年新出台的《"十二五"期间深化医药卫生体制改革规划暨实施方案》再次重申了这样的改革方向，并提出了扩大试点范围的要求。

值得注意的是，从 20 世纪 90 年代末至党的十八大以前的这段时间，虽然公立医院改革取得了积极的成效，但是问题仍然非常突出。我们可以从以下三个方面来观察彼时中国公立医院及医疗服务领域所面临的问题。

第一，医疗服务供给水平的低下。在很多地区，最为直接而重要的问题是，公众实际享受到的医疗卫生服务的供给水平并没有因为改革的推进而明显地得到改善。其中，医药费用的上涨成为许多研究者关注的议题。[1] 党的十八大前夕，人均医疗费用上涨速度虽不及前几年的水平，但仍然是影响人民生活水平的重要方面（见表 1-1、表 1-2）。医疗服务供给水平低下的问题也从根本上反映了公立医院等医疗服务组织运行绩效改进的困难。不只是小型的医疗服务机构的服务质量堪忧，许多大型公立医院也存在

---

[1] 参见郝模主编：《医药卫生改革相关政策问题研究》，科学出版社 2009 年版，第 34—38 页；顾昕：《全民医保的新探索》，社会科学文献出版社 2010 年版，第 47—49 页；匡莉：《公立医院规模持续扩张机制与调控策略——理论模型与实证研究》，中山大学出版社 2011 年版，第 4 页；周丽：《我国公立医院行为绩效分析——价格管制下的实证研究》，经济科学出版社 2011 年版，第 11—14 页。

着服务和运营管理方面的问题。

表 1-1　我国医院门诊和住院病人人均医药费用（2008—2012 年）

年份	门诊病人次均医药费用（元）	涨幅（%）	住院病人人均医药费用（元）	涨幅（%）
2008	138.3	—	5234.1	—
2009	152.0	9.91	5684.1	8.60
2010	166.8	9.74	6193.9	8.97
2011	179.8	7.79	6632.2	7.08
2012	192.5	7.06	6980.4	5.25

资料来源:依据《2009 年我国卫生事业发展统计公报》《2010 年我国卫生事业发展统计公报》《2011 年我国卫生事业发展统计公报》《2012 年我国卫生和计划生育事业发展统计公报》中提供的数据整理而成。

表 1-2　我国城乡居民人均总收入、消费性总支出、医疗保健支出占消费性总支出的比例情况（2008—2012 年）

年份	城镇居民人均总收入（元）	城镇居民人均消费性总支出（元）	城镇居民医疗保健支出占消费性总支出的比例（%）	农村居民人均总收入（元）	农村居民人均消费性总支出（元）	农村居民医疗保健支出占消费性总支出的比例（%）
2008	17067.78	11242.85	6.99	6700.69	3660.68	6.72
2009	18858.09	12264.55	6.98	7115.57	3993.45	7.20
2010	21033.42	13471.45	6.47	8119.51	4381.82	7.44
2011	23979.20	15160.89	6.39	9833.14	5221.13	8.40
2012	26958.99	16674.32	6.38	10990.67	5908.02	8.70

资料来源:依据《2009 中国统计年鉴》《2010 中国统计年鉴》《2011 中国统计年鉴》《2012 中国统计年鉴》中提供的数据整理而成。

第二,公立医院等医疗服务组织自身生存的困境。这个问题包括多个方面。首当其冲的是组织运行效率低下的问题,这导致公立医院的生存承受了很大的负担。与临床规模不断扩展(见图 1-1)的状况同时发生的是,大量的公立医院存在负债问题,运营成本有增无减。已经倡导了多年的法人治理结构并没有真正建立起来,组织内部的管理制度化水平不高。从公立医院的收入结构来看,"以药养医"的问题长期存在,在大部分地区没有产生实质性的改变。与此相关的是,不少公立医院组织内部存在人员激励的问题,在人力资源管理方面存在着诸多缺陷。

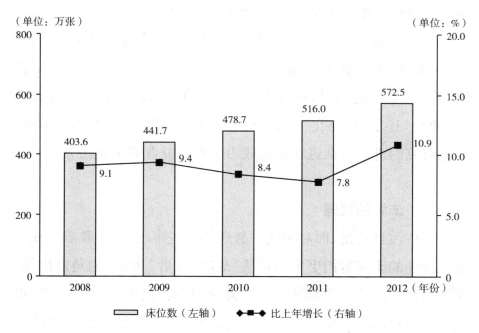

图 1-1 我国医疗卫生机构床位数及增长速度(2008—2012 年)

资料来源:依据国家卫生和计划生育委员会(2012)提供的表格重新绘制。①

第三,医疗服务资源配置的不合理。地区性以及更大范围的资源配置的失衡表现为"大医院人满为患、小医院经营困难"②,社区卫生服务中心等一级医疗服务部门发展滞后、不同地区间医疗

---

① 参见中华人民共和国国家统计局编:《2012 中国统计年鉴》,中国统计出版社 2012 年版,第 860 页。

② 罗力:《中国公立医院改革——关注运行机制和制度环境》,复旦大学出版社 2010 年版,第 49—51 页。

卫生水平差异显著等问题。国家和地方政府在医疗卫生上的财政投入虽有所增长,但是比起庞大的且日益增长的民众需求而言,依旧存在着较大的缺口。① 医疗服务定价制度的不适当、筹资和支付体系的不完善、市场环境的不健全、治理体系的不成熟②等更加剧了这种医疗卫生资源配置不合理的问题,由此直接或间接地影响了医疗服务组织的生存,以及医疗服务的组织与生产。

在诸多相互关联却不易理清的问题不断暴露的同时,人们对政府、医院、医生群体的批评之声不绝于耳,也开始怀疑"经济激励"和"政策示范"的相应改革策略是否真正有效,关于"应该选择'行政化'还是'市场化'"的争论仍在继续,甚至愈演愈烈。由此,理论研究的进一步推进就越发成为学术研究者的重要任务。

二、未解的议题

值得注意的是,面对实践中遭遇的这些难题,卫生政策学或卫生经济学的研究者们更多的是从"政府"或者"市场"的角度出发,来解释公立医院行为和绩效的逻辑。③ 然而,仅仅从"政府"或"市场"——这两类外部的制度环境去观察,并不能很好地理解公立医院自主化改革的过程和结果。随着市场工具的引入,公立医院的组织系统无疑已经面向市场环境,这使得仅仅以科层制理论为工具来考察实践,已经无法很好地解释公立医院的行为和动机。

---

① 从平均情况来看,政府对公立医院支持的财政投入占到公立医院总收入的十分之一左右。

② 参见李玲、江宇等:《中国公立医院改革——问题、对策和出路》,社会科学文献出版社2012年版,第23页。

③ 参见吴少龙:《市场竞争、政府责任与公立医院负债——广东省公立医院债务问题研究》,《中国公共政策评论》2017年第1期;顾昕:《公立医院去行政化——组织和制度变革》,《中国公共政策评论》2017年第1期。

与此同时,现有的许多以经济学路径为主的研究成果因过度强调市场制度的构建,忽视公立医院的"公益性"特征,其所提供的解释仍然是有缺陷的。正如许多政治学者和公共政策学者所认为的,在自主化改革的趋势下,公立医院的行为和绩效不只是与"市场化"的制度环境有关,也与政府监管的"行政化"的制度环境有关。[①] 即便政府过度干预的制度环境在改革开放后的数十年中已经产生了较大的变化,也仍然需要从"行政化"的角度去解释公立医院自主化改革的有效性。

不可否认,理清政府与市场的关系本身就是一个理论难题。而且,仅仅停留于这种宏观层面的争论也无益于充分破译公立医院等微观主体的行为"密码"。政治与公共管理的理论研究者对公立医院和医疗卫生服务领域的"陌生"和"忽视",可能在一定程度上导致了这样的局面。那么,如果从医疗服务组织自身建设和管理的层面来看,又该如何理解上述制度变迁的现象?

前文所述的实践问题已有提及,在这场改革被持续推进的过程中,一个引人瞩目且令人困惑的组织现象是,许多公立医院特别是大型公立医院并没有获得组织运行效率的显著提升,却能够实现持续的扩张和发展。可以说,这一现象所引发的资源配置低效及服务供给失衡等一系列问题至今仍然困扰着政府主管部门。如果说这种现象的产生正是由不恰当的政事关系和相应的体制机制弊端所造成的,那么该如何解释其作用逻辑?

依据较为流行的制度(组织)经济学观点可以认为,公立医院

---

① 参见顾昕:《市场机制与行政化的博弈——对 2009 年—2011 年新医改进展的评析》,《中国劳动保障报》2012 年 4 月 6 日;顾昕:《走向协同治理:公立医院治理变革中的国家、市场与社会》,《苏州大学学报(哲学社会科学版)》2017 年第 5 期。

持续扩张源于在以自主化为导向的制度创新与改革过程中,市场环境、筹资和支付体系的变化提供了一种经济激励,由此也引发了行动者的逐利行为与同行竞争。① 但是,为什么经济激励和市场竞争没有给医院组织运行和服务提供带来更高的效率? 这并不符合古典经济学的假设。实际上,这正与诺思(Douglass C. North)的命题有关:那些低效率运作的组织(制度)何以维持其生存?②

也有许多学者将此归咎于医疗服务市场建设的不充分性。③可是,如何来理解这种市场化的不充分性呢? 如若从"政府"的角度去分析,那么无论是传统上认为"过度行政干预致使公立医院的运行僵化低效"的市场主义者,还是当下许多认为"政府部门对公立医院的逐利行为缺乏有效监督"的国家主义者,都不得不回答一个更棘手的问题,即:政府的监管究竟在哪些方面、达到何种程度才是适度、有效的呢? 很显然,将理论界定与分析仅仅置于一种宏观的或者一般的语境中展开,势必无法得到令人信服的答案,并且很可能给理论分析本身制造出逻辑上的冲突和陷阱。

因此,为了能够回应这样的问题,仍然有必要致力于研究实践中的制度变迁与医疗服务组织之间的关系及相应的微观互动机制,理清不同(层次或性质)的制度要素是如何影响和作用于组织

---

① 参见李岳峰:《公立医院规模扩张的收益与最优边界分析——基于交易成本理论》,《卫生经济研究》2017 年第 10 期。

② 事实上,诺思原初的提问是,在制度竞争的压力环境下,一些低效率运作的制度安排为何能够在社会上长期存在? 他更多的是从路径依赖的角度去回答这个问题。本书将组织当作一种特殊的制度形式(甚至二者并不存在明显的界限)。本书的经验研究部分力图从某段历史或某个历史截面的微观实践中去挖掘一种组织或制度维持生存的动力和条件。参见[美]道格拉斯·C.诺思:《制度、制度变迁与经济绩效》,杭行译,上海人民出版社 2008 年版。

③ 参见顾昕:《行政型市场化与中国公立医院的改革》,《公共行政评论》2011 年第 3 期;王冰:《依赖市场配置资源公立医院改革的上层架构设计》,《博鳌观察》2016 年第 1 期;朱恒鹏:《公立医院改革核心是引进市场竞争》,《中国医疗保险》2016 年第 8 期。

行动过程的。也只有通过考察实践中制度环境——譬如政府或者市场的相关因素——是如何作用(包括相互作用)于公立医院的行为和绩效,才能更为充分地认识中国医疗服务供给领域自主化改革的有效性,才能真正理解政府管理体制的变革对公立医院生存和发展的现实意蕴。

第二节　走近改革

面对实践的复杂性,仍然有必要立足于地方公立医院改革的现实场域,做更多的系统、细致的经验研究,并通过经验研究的成果发展出一些新的理论假设,为更为完整地解释公立医院的组织生存逻辑以及医疗服务供给领域的制度变迁现象提供可能性。

一、从"故事"出发

如前所言,20世纪90年代后期大肆兴起的被称为"改制"或"转制"的"体制改革潮"正是中国公立医院自主化改革的一个重要组成部分,开始之初便引起了学界广泛的关注,并产生了深远的影响力。必须指出的是,这一场至今仍在继续的"体制改革潮",在推动医疗服务供给领域自主化改革进程的同时,也暴露出了许多问题。

各地的实践并不能做到"步调一致",即便是同一地区内不同公立医院的改革状况也可能存在差异。而许多在改革推进过程中出现的"偏离现象"(甚至是出现的一些"混乱状况")不由得引发了理论和实务工作者的关注和讨论,譬如饱受争议的江苏宿迁的公立医院"集体改制"①以及山东菏泽的公立医院民营化改革②,等等。一些当时被褒奖为"成功的经验"并未得到大范围推广,其中少数甚至在经历了几年实践以后出现了"倒退"③。诚然,无论是谋求从总体上为改革提供一个有效的顶层设计,还是试图进一步为地方性探索提供理论上的指引,这种差异和偏离的状况都值得进一步观察和研究。

尽管如此,对于解释中国公立医院管理体制改革的基本经验和问题而言,选取普遍实践中典型性的案例和证据显得更为至关重要。关键在于,经验证据能够有效反映中国地方改革场域中的一般情况,能为回答本书的核心问题提供支撑,并有助于回应与此相关的基本理论问题,例如"制度变迁的生成机制是什么"以及"在制度变迁的发生过程中,医疗服务组织有着怎样的行动逻辑或受到了怎样的影响"等等。而且,对这些问题的回答都建立在经验考察的基础上。但是,现有的大量研究都是从卫生经济学的路径出发所做的演绎分析,并且多集中于对国家或地方政府部门的改革政策、管理制度等方面的探讨。以医疗服务组织作为主要考察对象的实践过程的研究,特别是对中国地方公立医院的改革生成过程的研究仍然显得不够充分。

本书主要采取个案研究的方法,作为考察制度变迁与医疗服务组织间关系的一种尝试。本书选取的案例是一个关于医院管理体制改革的"故事"。主要的考察对象——H 医院,2003 年从一家

---

① 王长青:《论公立医院管理体制改革过程中公益性的维护——以江苏省宿迁市为例》,《中国卫生事业管理》2008 年第 5 期。

② 参见茅竟伟:《菏泽医改:公立医院的迷失与回归》,《当代医学》2005 年第 12 期。

③ 徐双敏、蒋祖存:《从事业单位到事业法人:"管办分离"改革的难点研究》,《中国行政管理》2019 年第 4 期。

建设系统的职工医院成建制划转为当地一所中医学院的附属医院。当时，这一职工医院体制改革的尝试在该医院所在的省份尚属首例。与发生在 20 世纪 90 年代以后所涌现的许多医院"改制"的试验不同的是，H 医院的案例并非是由"公"转"私"的涉及产权性质变更的改革①，而是一种"体制内"的"再生"。与当时许多被吞并、拍卖甚至倒闭的职工医院不同的是，H 医院通过发挥自身的能动性，为之后的更大发展赢得了机遇。当然，在之后的持续变化中，许多新出现的问题也值得深入观察，特别是医疗服务组织的绩效改进所遇到的困境。可以说，相较于那些"极端案例""反常案例"，H 医院的案例具备更强的典型性。② 由于更贴合中国公立医院改革场域的一般状况和性质，H 医院管理体制改革的经验或许并不那么"引人瞩目"或"惊心动魄"，但却能为我们回答上面提出的问题提供一种更好的参照。

本书将会通过实证考察，探讨 H 医院管理体制改革的过程以及在此过程中 H 医院所受到的影响。笔者将对该案例分析解释的内容主要定位于 2003—2012 年这十年前后所发生的事件和现象。对时间轴的定格特别选择 2003 年和 2012 年这两个节点，主

---

① 产权改革成为管理体制改革中最为"敏感"的组成部分。参见赵棣：《困境与未来：中国公立医院的改革之路》，科学出版社 2011 年版，第 9—35 页；祁红涛：《公立医院产权改革探索》，《社会科学家》2013 年第 10 期；邬力祥、陈文贵：《转型时期公立医院产权制度改革：背景、动因与重心》，《湖南社会科学》2016 年第 4 期。

② 吉尔林在探讨挑选案例的技巧时，将案例研究中所涉及的案例分成典型案例、极端案例、反常案例等九种类型。每一种案例在研究中所提供的论证价值不同，其分析逻辑也有所差异。当然，这种分类只是理论上的一种框架，需要结合具体的研究问题与研究设计实施选择和运用，挖掘某个案例的特定价值。参见［美］约翰·吉尔林：《案例研究：原理与实践》，黄海涛、刘丰、孙芳露译，重庆大学出版社 2017 年版，第 76—80 页。关于案例研究设计和分析的问题还可参考［美］罗伯特·K. 殷：《案例研究：设计与方法》（第 3 版）周海涛主译，重庆大学出版社 2004 年版，第 27—74 页；［美］罗伯特·K. 殷：《案例研究方法的应用》（第 2 版 校订新译本），周海涛等译，重庆大学出版社 2009 年版，第 16—23 页。

要是因为:2003 年,H 医院成建制划转为中医学院的附属医院,是本案例研究的焦点事件,可视作 H 医院生存和发展"故事"的"分水岭"。此事件的发生不仅直接展现了制度变迁过程中的微观主体的博弈逻辑,也引发了之后十年一系列的组织再造现象,影响了组织的绩效发展和变化,进而与改革前的状况区分开来。而 2012 年对于 H 医院而言同样是意义非凡的一年。这一年,医院正式通过国家中医药管理局三级甲等中西医结合医院评审,成为转制改革后医院取得跨越式发展的标志性事件。至此,依照成建制划转时的目标设定,有关医院运营管理的各个方面都建立起新的资源配置结构,医院的发展迈上一个更高的阶段。

而且,从宏观制度和政策环境的背景来看,这两个节点也具有不寻常的意义。如前所述,2003 年成为党的十六大以后国家新一轮医改正式启动的开局之年;而 2012 年以党的十八大的召开,标志着新一届中央推行医改新政的开端。党的十八大以来,国家医疗卫生改革以实现"全民健康"为目标,向着医疗、医保、医药"三医联动"的系统性改革迈进,着力于解决医疗服务供给不平衡、不充分的问题,在扩大基本医疗保障覆盖面、推进医疗资源下沉、强化基层医疗服务能力建设、推动支付制度改革、药品零差率改革等一系列领域取得了巨大的成就。与此同时,以管办分离为目标的政事关系的调整则仍然是一项需要继续推进的艰难工程。因此,将主要观察的内容"截断"于这一时间节点,串联起研究的线索,也能够较好地排除新政及其他复杂的制度环境因素对微观主体行为解释的干扰。并且,这样的视野锁定也正好将案例的事件史和改革的宏观史有机地结合起来,更便于聚焦对管理体制改革相关因素的挖掘和分析。

　　案例分析的资料包括对 H 医院现任领导及员工、管理体制改革发生时时任领导及员工的半结构化和非结构化访谈资料①，以及 H 医院、中医学院、政府相关部门的文件、会议记录等档案资料②，它们主要来源于笔者 2012 年 11 月，2013 年 3 月、5 月、8 月、9 月以及 2014 年 2 月对 H 医院的几次实地走访。笔者对搜集到的材料进行了归类和编码，以便从中提取可能的分析逻辑。

　　对于研究结果的展示，笔者参照了以建构主义与后实证主义方法论为基础的组织研究③以及"过程—事件"的社会分析方法④，以焦点组织的行动为中心，勾画出"结构—行为—绩效"相互关联一体的叙事线索，说明和诠释了 H 医院管理体制改革（焦点事件）前后的组织层面及场域层面的变化。由于案例分析必须担负起检验或发展理论的核心任务，所以这是一个基于经验数据的理论建构过程，也是一个将理论融入于叙事的过程。正如艾森哈特（Kathleen M.Eisenhardt）所提醒，我们应尽力做到在讲"好故事"与提出"好概念"两方面都表现出色。⑤ 为了保证叙事与理论建构过程的可信性和准确性，笔者还做了多次的回访检验。⑥ 并且，为了对后续进展做更为全面的了解，以加深对改革影响的认识，笔者在之后的几年中仍与该医院的管理者保持联络，并就相关问题进行

---

　　① 经受访者同意，部分访谈进行了录音，之后将录音资料整理成文字数据。未做录音的访谈资料由笔者在访谈后及时回忆整理而成。

　　② 主要从 H 医院所存的历史档案中搜寻整理而成。

　　③ 胡重明：《超越作为哲学的建构主义——关于公共组织研究的一项倡议》，《中国行政管理》2013 年第 9 期。

　　④ 参见谢立中主编：《结构—制度分析，还是过程—事件分析?》，社会科学文献出版社 2010 年版，第 239 页。

　　⑤ 参见［美］凯瑟琳·艾森哈特：《更好的故事和更好的概念：严谨和比较的逻辑》，见李平、曹仰锋主编：《案例研究方法：理论与范例——凯瑟琳·艾森哈特论文集》，北京大学出版社 2012 年版，第 30 页。

　　⑥ 包括采取电话采访的形式。

了必要的沟通。

二、基本概念的澄清

在个案呈现之前,笔者首先对医疗服务组织的制度分析的研究成果进行了文献回顾和梳理,努力从理论研究发展的脉络和趋势中甄别适当的观察与分析方法。之后,笔者基于既有的研究成果,试图以资源依赖为主要切入点,形成一个内生性制度变迁的分析框架。为给后面的讨论提供基础,此处简要地对本书中出现的组织、制度、行动者、资源依赖、制度变迁等几个基本概念进行界定。

历史上关于"什么是组织"的说法层出不穷。组织有时候被比喻成是一部实现特定目标的机器,有时候被说成是在资源环境中谋求生存的生物,有时候则被认为是具有某种社会结构或文化模式的小社会。不同的说法反映了组织不同的侧面,指引观察者从不同角度去认识组织的现象。

依照斯科特(W. Richard Scott)关于组织理论范式的划分,我们可以大致区分出三种关于组织的定义。第一种是古典组织理论所给出的理性系统范式的定义:组织指的是一种具有特定目标的高度正式化的集体。如巴纳德(Chester I. Barnard)的定义,"正式组织是一种人与人之间有意识、经过协商和有目的的协作"[1]。再如马奇和西蒙(James G. March 和 Herbert A. Simon)的定义,"组织是互动的人群集合,是一种具有集中协作功能的系统……组织内部具有高度专门化和高度协作的结构……"[2]

---

[1]　Chester I. Barnard, *The Functions of the Executive*, Cambridge, MA: Harvard University Press, 1938, p.4.

[2]　James G. March and Herbert A. Simon, *Organizations*, New York: John Wiley, 1958, p.4.

而像古尔德纳(Alvin W. Gouldner)这样的自然系统范式的组织学家则会认为,组织的参与者的行为往往并不考虑某种特定的目标,并且这些目标也不总是能够正确地预测组织的行动。组织是这样一种集体,"其参与者追求多重利益,既有共同的,也有不同的,但是他们共同认识到组织是一种重要的资源,以及保持其永续长久生存的价值"①。

到了开放系统范式的组织学家那里,组织与环境之间的界限则变得越来越模糊,可被改变。"组织是相互依赖的活动与人员、资源和信息流的汇聚,这种汇聚将不断变迁的参与者同盟联系在一起,而这些同盟则根植于更广泛的物质资源与制度环境"②。以组织化(organizing)③或组织过程的解释替代过去的结构性分析也越来越成为组织研究的趋势。为了更好地观察和分析医疗服务组织与环境之间的关系,本书采纳开放系统范式关于组织的定义。

不可否认,经典制度学理论和组织学理论一样,也带有浓重的传统结构功能主义的色彩,它习惯地将制度视作一种结构性实体。④ 而当新的研究范式兴起时,关于制度的定义和理解也随之

---

① [美]W. 理查德·斯科特、杰拉尔德·F. 戴维斯:《组织理论——理性、自然与开放系统的视角》,高俊山译,中国人民大学出版社2011年版,第33页。

② [美]W. 理查德·斯科特、杰拉尔德·F. 戴维斯:《组织理论——理性、自然与开放系统的视角》,高俊山译,中国人民大学出版社2011年版,第35页。

③ "组织化"(organizing)强调了一种"组织起来"的过程。对组织化的关注引领诸多研究者从过程分析的角度来考察组织的现象。参见 B. Czarniawska, *A Theory of Organizing*, Cheltenham, UK: Edward Elgar Publishing, 2008, pp.1-13; K. E. Weick, "The Collapse of Sensemaking in Organizations: The Mann Gulch Disaster", *Administrative Science Quarterly*, Vol.38, No.4, 1993, p.38; B. Czarniawska, *Narrating the Organization: Dramas of Institutional Identity*, Chicago: University of Chicago Press, 1997, pp.26-29; 胡重明:《超越作为哲学的建构主义——关于公共组织研究的一项倡议》,《中国行政管理》2013年第9期。

④ 参见胡重明:《超越作为哲学的建构主义——关于公共组织研究的一项倡议》,《中国行政管理》2013年第9期。

发生了重要的转变。制度可能是一种法律或行政的规则,可能是一种社会规范,也可能是一种文化习俗或观念模式。早期的制度理论,不论是经济学的、政治学的,还是社会学的,都强调了一种稳定结构的强制性作用。而当制度理论发展到新制度主义时,即代表了更重视"制度化过程"的一种转变,其所涉及的制度要素也变得更加复杂多样。作为与组织一样的社会系统,制度提供了稳定性和意义,并需要有制度行动者来加以承载和实施。

我们遵循斯科特关于制度的综合定义:"制度包括为社会生活提供稳定性和意义的规制性、规范性和文化—认知性要素,以及相关的活动与资源。"①因此,在本书中,制度以及制度化既包括了传统意义上的物质资源流的交汇和规制性的过程,也包括了非物质性资源的建构及社会规范的、文化—认知性的过程。

在本书中,行动者的行动(活动)在制度化或组织化的过程中起到了关键作用。行动者(actor)是开放性的社会系统中的活跃力量,是制度或组织的承载者和实施者。组织也可以视作一种特殊的制度行动者。与古典理论不同的是,组织尽管是制度环境的受动者,也是制度环境的一员,其行动能够影响和建构制度环境。过去,一种制度通常被定义为一套行为规则,它们被用于支配特定的行为模式与相互关系。一种组织一般被看作是一个决策单位——一个家庭、一个企业,或者一个行政机构等等——由它来实施对资源的控制。与林恩·祖克(Lynne G. Zucker)等新制度主义组织学者一样,本书并不否认组织与制度之间边界的模糊性和可变性。②

---

① [美]W. 理查德·斯科特:《制度与组织——思想观念与物质利益》(第3版),姚伟、王黎芳译,中国人民大学出版社2010年版,第56页。

② Lynne G. Zucker, "The Role of Institutionalization in Cultural Persistence", *American Sociological Review*, 1977, No.42, pp.726-743.

正是在这样的假设下,本书关于制度变迁的理解也与古典理论不同,它既可能是组织层面的变迁,也可能是宏观的制度环境的变迁。依据拉坦(Vernon W. Ruttan)的定义①,制度变迁包括:

(1)一种特定组织的行为的变化;

(2)这一组织与其环境之间的相互关系的变化;

(3)在一种组织的环境中支配行为与相互关系的规则的变化。

制度变迁是一种系统性的社会过程。在对制度(组织)变迁过程的观察和分析时,本书特别从资源依赖的视角出发,来观察行动者的行动以及行动者间的互动关系。资源依赖指所涉行动者间的资源交换和相互依赖的关系或行动过程。这一概念主要来源于资源依赖理论。该理论强调,组织体的生存需要从周围环境中吸取资源,需要与周围环境相互依存、相互作用才能达到目的。它的三层重要含义是:组织实际上是与周围环境处于一种相互依存的状态;除了服从环境,受到环境的制约之外,组织还可以通过其他的选择,来调整对环境的依赖程度;"环境"并不是一种完全分离于主观认知的客观现实,对环境的认识通常是一个积极的行动过程。②

关于资源依赖等上述概念以及其他术语的界定、理论框架和概念间逻辑关系的具体阐释,详见第二章、第三章等章节中的相关内容。

---

① 参见[美]V. W. 拉坦:《诱致性制度变迁理论》,[美]R. 科斯、A. 阿尔钦、D. 诺思等:《财产权利与制度变迁——产权学派与新制度学派译文集》,刘守英译,上海人民出版社 2004 年版,第 327—370 页。

② J. Pfeffer and G.R.Salancik, *The External Control of Organizations:A Resource Dependence Perspective*, New York:Harper & Row, 1978, pp.3-26.

三、内容梗概与路线

本书每一章的叙述路线及内容大致如下。

第一章主要交代了本书的研究背景、研究议题、研究目标、研究设计、研究方法及研究路径等。

第二章提供了一个相关研究成果的综述。在中西方学者的文献中,关于制度变迁与医疗服务组织间关系的研究不在少数。本书以"制度结构"与"制度过程"的二元划分为基础,对两类研究进行了回顾和考察。前者聚焦于制度的规制性要素,重视制度设计和结构对组织的外部影响,更强调结果评估和工具性考量,这种研究取向广泛地体现于早期和主流的文献中;后者将视野转向规范性和文化认知性的制度要素,不只是将制度当成外生变量,也将其视作一种内生性过程,对组织的行动、组织间的互动和相依关系、行动者对制度的影响等实施了更多的关注。后一类研究虽在中国学者的文献中并不多见,但20世纪后期以来已经越发成为一种趋势。为了对医疗服务领域的制度变迁现象做更有效的解释,需甄别既有的分析工具,从经验出发,深入考察医疗服务组织的实践,进而寻求一种适当的解释逻辑。本章还提出了关于中国医疗服务领域研究的可能方向和亟待探讨的问题。这也为构建本书的分析框架和拓展分析思路提供了启发。

第三章构建了本书的理论分析框架。为了给出一种从场域到组织的制度变迁现象的系统分析,本书主要以制度过程分析为进路,并适当采用制度结构路径的分析方法,以弥补既有研究的缺陷。首先,交代构成该分析框架的若干基本假定。从组织与制度的关系入手,本书阐释了医疗服务组织的制度角色。与此同时,对构成组织绩效的组织效能与组织效率的两个维度加以区分,为二者的观测提供了一系列指标。接下来,着重探讨了权力的交互特征与资源依赖的动态均衡效应。在此基础上,本书尝试以资源依赖路径为基础,扬弃学者们常用的理性选择和制度同形两种视角,以及斯科特和普力克(Alexander S. Preker)等学者所做的其他相关的研究成果,形成一个基于资源依赖因素的内生性制度变迁的分析框架。

第四章以理论框架为基础,考察了 H 医院管理体制改革的案例,诠释了该组织从职工医院划转为大学附属医院的发生过程。通过回溯这段历史,我们将会看到,在管理体制和治理结构的规制和规范性下,一种场域层面的条块分割的资源依赖格局逐渐形成。在 H 医院管理体制改革发生的过程中,个体组织的行动总是与既已存在的这种资源依赖格局深刻相联。无论是制度环境对组织造成的合法性同形的影响,还是组织为维持稳定性和谋求更大发展所作出的理性抉择和自觉行动,实际都建立在组织间的资源依赖关系的基础上。作为实现制度变迁的必要条件,H 医院必须考虑与环境的依赖关系,凭借自身所掌握的相对权力与不同的组织实施谈判和协调,动员场域中的行动者加入到制度变迁的序列中。在这一体制改革实践的发生过程中,资源依赖因素建构了组织的潜在动机,约束了组织的决策判断,也引导了组织间的互动过程。

第五章进一步探讨了由 H 医院管理体制改革而引发的持续的制度变化。本章将会呈现 H 医院为适应新的制度角色要求,在战略和策略上所作出的调整。通过组织间的资源交换和组织层面的权力制度化过程,它与中医学院、政府部门等相依主体逐渐构建起一种共生性的资源依赖关系。H 医院发展为"三级甲等医院"的组织目标与中医学院、政府部门等提出的其他要求交织在一起,共同规制和引导了组织的行动。组织通过重塑制度角色的行动,实现了组织效能边界的拓展:在临床教学功能培育、科研及中西医结合特色学科建设、业务范围和对外交流扩张等方面实现了"跨越式"的发展。通过在组织的管理、业务、学科等各方面建立资源配置的新型结构,H医院管理体制改革的系统效应得以全面释放,各项制度趋于规范和完善。

另外,本章还以技术效率和配置效率两个基本维度阐述了H医院组织运行效率的状况。从社会功能的明确保障程度、可问责程度、市场进入程度、剩余索取权的实施程度以及市场环境、筹资与支付体系、治理体系等方面分析不适当的资源依赖关系给医疗服务组织绩效改进带来的阻碍。与此同时,本书还力图说明管理体制改革后的H医院虽然重塑了制度角色,拓宽了资源获取渠道,但是场域层次的资源依赖格局并没有从根本上得到改变。与许多医院同行相比,H医院仍然在人才、资金、技术等资源的获取和配置能力上存在着一定的弱势。H医院已经日益被纳入一种被不断强化的条块分割的资源依赖格局中。

第六章对案例考察进行了理论总结和反思。在综合前述分析的基础上,本章指出H医院管理体制改革的案例诠释了一种由资源依赖因素作用产生的制度扩散和实施的组织(间)内生过程。H医院所在场域的制度扩散过程建立在一种逐步形成的新的组织间的资源依赖格局的基础上,即从改革初期的"条线关系"转向不断强化的"条块关系"。这种演化建立在官僚制、市场秩序以及嵌入其中的社会网络的变化基础上。这种资源依赖格局构成了地方性医疗服务领域内生性制度变迁的现实场域。本书主要从三个方面来叙述这种内生性制度变迁过程的特征:(1)资源依赖的动态均衡成为制度变迁的基本动力;(2)合法性资源的交换是制度变迁的一个必要条件;(3)组织在场域中的相对位置影响制度变迁的方向。

本书还将指出,虽然在改革方案的选择和实施中,医院凭借"制度赋能"和争取资源发挥了积极的能动性,持续的改革也让医院等微观行动者逐步获取了剩余索取权、决策权,扩大了组织提供社会服务的制度角色功能,为组织的生存与发展提供了可能性,但是也让这些组织越来越陷入到一种条块分割的资源依赖格局中。对于组织来讲,虽然通过管理体制改革得以发展,但是不能够被证明具备更高的运作效率。而这种困境正来源于内生性制度变迁过程的固有矛盾。本书将从组织绩效改进的主观动力和客观条件两个方面来解释其中的理由。另外,对于制度设计和改革实践的问题,我们也可以通过分析和认识这种矛盾来寻求破题的方案。书中主要从医疗服务组织等微观行动者的自主性优化、场域位置调整、地方行动者间的权力关系重塑等方面探讨这种可能性。

第七章是结论与检视。尽管本书力图为解释制度变迁与医疗服务组织间的关系,特别是为解释中国公立医院及医疗服务领域的地方改革现象提供帮助,可是仍然存在着一定的缺陷和问题。因此,除了简述研究结果和本书的观点,这章还会对本书的研究方法(论)进行检视。最后部分还会对未来相关领域的理论与实践作出展望。

第二章　制度变迁与医疗服务组织

　　改革开放以来,随着中国医疗卫生领域发生的一系列制度变迁,作为医疗服务直接提供者的公立医院等组织在其结构和行为方式等方面也历经了转型和变革。于是,学者们对该领域的一些新的现象投以关注。很多学者都致力于研究制度变迁对这些医疗服务组织可能造成的影响。他们认为,在国家主导型的医疗卫生领域,公立医院等医疗服务组织的生存和发展在很大程度上是由制度环境影响和决定的,制度形塑了组织的行动和结构。也有一些学者发现,一些公立医院尤其是实力雄厚的大型公立医院表现出较强的自主性,甚至正在影响制度变迁的过程。大量观点的碰撞背后都关乎一个基本的理论问题,即:如何认识制度变迁与医疗服务组织间的关系?

　　在中西方学者的文献中,关于上述问题的相关研究不在少数。本章试图以"制度结构"和"制度过程"的二元划分为基础①,对制

---

　　①　"制度结构"与"制度过程"的划分来源于组织和制度分析中关于"结构"和"过程"这组基础性的二元关系的讨论。例如,吉登斯著名的"结构二重性"论断可以说明作为社会系统的制度或组织的这一重要特征,即结构与过程相互联系,辩证统一于人类活动中。参见[美]乔治·瑞泽尔主编:《布莱克维尔社会理论家指南》,凌琪、刘仲翔、王修晓等译,江苏人民出版社2009年版,第678—685页。

度变迁与医疗服务组织间关系的两类研究分别进行回顾和考察。这两类研究在理论假定、考察重点、分析层次、工具选择等方面有所差异。为了能够给出一个总体性的框架,以囊括这些不同的研究路径,需要再次重申本书所采纳的制度的宽泛定义。正如斯科特所认为的,"制度包括为社会生活提供稳定性和意义的规制性、规范性和文化—认知性要素,以及相关的活动与资源"①。借助这个综合性的定义,我们可以对具体研究成果间的差异进行更为清晰的梳理和解释。②

第一节 制度结构与代理人

在传统的制度理论家和组织理论家看来,制度和组织都是结构性的实体,是人类为达到既定目标而运用的工具。主流的中西方学者对制度变迁与医疗服务组织间关系的研究,特别是早期的研究都建立在这样的假定基础上。它们一般致力于回答"医疗服务组织是怎样的一种结构性实体""怎样的制度设计最利于组织发挥医疗服务的功能""制度变迁对医疗服务组织会产生怎样的影响"等问题。

---

① 斯科特认为,制度具有多重的面向,是由符号性要素、社会活动和物质资源构成的持久社会结构。参见[美]W. 理查德·斯科特:《制度与组织——思想观念与物质利益》(第 3 版),姚伟、王黎芳译,中国人民大学出版社 2010 年版,第 56 页。

② 本章主要内容已发表在《行政论坛》2015 年第 4 期,原题为《制度变迁与医疗服务组织:一个研究述评》。

一、从结构属性到规制功能

早期西方社会学家所做的大部分研究试图观察医院、诊所等医疗服务组织的专业性行为,做了许多关于个体组织的案例研究。这些研究强调医生通过医疗表格(medical forms)管理等手段形成了一系列独特的组织化整合形式,这使得他们能够避免成为行政结构的从属角色。[①] 一些大样本的研究则检验了医务人员组织和医院组织结构对服务质量的影响。[②] 此外,还有一些研究记录了协会(譬如美国医疗协会)在限制竞争和保卫专业服务提供者的自主性方面的作用。[③] 直到20世纪70年代,大部分的研究仍然聚焦于对这类专业性机构的独特属性的考察。

与此同时,由经济学家作出的关于医疗服务的早期研究则发现,医疗服务机构的市场交易活动并不符合传统的经济学模型。他们意识到,有一些因素影响了市场行为的效率性。[④] 譬如,医疗护理活动较高的不确定性使其常常不能保证获得预期的效果,而且很难对护理质量的优劣做适当的评估——特别是对于消费者而言。再者,医疗护理的标准并不能直接地由患者的需求和选择来决定。而作为中介代理人的医生实质上影响了医疗服务的提供,包括服务的数量和类型,以及医疗护理工作的组织化方式。[⑤] 此

---

① Mary E. W. Goss, "Influence and Authority among Physicians in an Outpatient Clinic", *American Sociological Review*, No.26,1961,pp.39-50.

② Milton I. Roemer and J. W. Friedman, *Doctors in Hospitals: Medical Staff Organization and Hospital Performance*, Baltimore: Johns Hopkins University Press, 1971, pp.78-92.

③ Oliver Garceau, *The Political Life of the American Medical Association*, Cambridge, MA: Harvard University Press, 1941, pp.65-67.

④ Kenneth J. Arrow, "Uncertainty and the Welfare Economics of Medical Care", *American Economic Review*, No.53,1963,pp.41-73.

⑤ Victor Fuchs, *Who Shall Live? Health, Economics, and Social Choice*, New York: Basic Books, 1974, p.99.

外，一些提供者（包括社区医院和有限供应的医生，等等）在交易活动中有着近乎垄断的地位，对限制交易的价格产生了重要影响。①

自 20 世纪 60 年代以来，美国等西方国家的医疗服务机构受到了越来越多的政治干预。而且许多社会科学家发现，这种政府干预活动呈现出快速变化的态势。② 起初，政府部门尝试通过采取"健康计划"等制度性措施来提升医疗服务的有效性。紧接着，为了保证弱势人群也能够平等地获得医疗服务的机会，政府部门设法为老龄人群和贫困人群购买服务。在这之后，他们开始追求更为多样化的策略，以影响医疗服务的成本控制。和经济学家一起，政治科学家和政策分析家考察了这种关于管制和出资体制的建立过程，并分析了这些改革试验所造成的（有意的和无意的）影响。梅（Joel J. May）试图为医院构建一种规划性的体制架构③；马默（Theodore R. Marmor）则检视了与医疗保险有关的政治性活动。④ 许多研究者都关注政府的制度性措施对医疗卫生服务体系的影响。譬如，戴维斯（Karen Davis）研究了医疗保险的成本和收益⑤；斯蒂芬（Robert Stevens）等人研究了医疗补助计划（Medicaid）

---

① Martin Feldstein, *The Rising Cost of Hospital Care*, Washington, D. C.: Information Resources Press for the National Center for Health Services Research and Development, 1971, pp.12–18.

② 譬如在 20 世纪中期后的美国，联邦政府对医疗服务组织的干预呈现加强的趋势。通过各种补助项目等规制性措施来加强对地方医疗服务提供者的控制，以达到政治性的目标。参见 W. R. Scott, M. Ruef, P. J. Mendel and C. Caronna, *Institutional Change and Healthcare Organizations: From Professional Dominance to Managed Care*, Chicago: University of Chicago Press, 2000, pp.32–34。

③ 转引自 W. R. Scott, M. Ruef, P. J. Mendel and C. Caronna, *Institutional Change and Healthcare Organizations: From Professional Dominance to Managed Care*, Chicago: University of Chicago Press, 2000, p.11。

④ Theodore R. Marmor, *The Politics of Medicare*, Chicago: Aldine, 1970, pp.51–78.

⑤ Karen Davis, *National Health Insurance: Benefits, Costs, and Consequences*, Washington, D. C.: Brookings Institution, 1975, pp.15–19.

的影响。① 这些研究大多聚焦于具体的政策或规制性过程,重视结果评估,一般强调制度对单一类型的医疗服务提供组织(经常是医院)的影响。

20世纪70年代后,以英、美等国家的新公共管理改革②为实践背景,公共选择理论、委托代理理论、交易成本理论和新制度经济学理论等分析工具的影响力不断扩大,更多关于公共医疗服务和公立医院等代理机构的制度设计和组织分析的研究不断涌现。新的理论工具也对传统的模型进行了必要的修正和补充。依据其基本假设,在公共医疗服务领域,政府所要扮演的角色是制定公共卫生政策和监管公立医院的运行,公立医院则是政府卫生政策的执行者。在基本制度确立后,执行机构的主要任务就是提供良好的公共服务,而政府不必过多地干预医院的运行。

新公共管理的理论基础——委托代理理论等假设了一种强调结果控制,而非过程控制的逻辑可能性。与委托代理理论一样,交易成本经济学、产权理论和公共选择理论等都较为重视对服务提供者实施适当的激励和必要的控制。依据普力克和哈丁(Alexander S. Preker 和 April Harding)的观点,时下所流行的西方式的公立医院改革深受这些理论的影响。两位学者把这些理论都纳入到组织经济学(economics of organizations)的范畴当中,并指

---

① Robert Stevens and Rosemary Stevens, *Welfare Medicine in America: A Case Study of Medicaid*, New York: Free Press, 1974, pp.24-34.

② 作为一种改革的"运动"或"思潮","新公共管理"背后的理论主张是,建议在政府等公共部门广泛采用私营部门成功实施的管理方法和竞争机制,重视公共服务的产出,倡导政府应该"掌舵而不是划桨""授权而不是服务"。因此,应该借助企业家精神来"改革政府",并且要把企业经营管理的一些成功方法移植到政府中来,使政府这类公共组织能像企业一样富有效率。

出,这些理论都较为一致地"与信息、激励、创新以及如何最好地组织生产活动相关"①。作为一种简便的、易被广泛应用的模型,组织经济学已经成为公共服务和公共组织的制度设计的理论基础。

从上述内容不难发现,以"制度结构"为分析焦点的西方学者的研究呈现出的一个主要特点是,强调制度的规制性要素②,重视制度设计、制度因素对组织的外部影响、结果的评估和工具性的考量。在研究的对象、层次和范围方面,主要集中在对医院等医疗服务组织的结构性特征的分析,以及一定的制度结构对医疗服务组织"产出"的影响。在理论分析工具方面,传统的制度理论和组织经济学理论等得到了更多的运用。在这类研究取向的学者(尤其是经济学家和政策分析家)看来,关于结构和功能的分析对于考察和解释医疗服务组织而言是十分重要的。作为社会制度的执行者和医疗服务的提供者,这类组织理应扮演好"代理人"的角色。可以说,这类研究至今仍然占据着制度变迁与医疗服务组织研究的主流舞台。

二、从市场增进到制度设计

同样是在 20 世纪后期,中国的医疗服务组织所处的制度环境经历了更深层次的变迁。由国家和政府推动的中国公立医院"如

---

① [英]亚历山大·S. 普力克、[美]阿普里尔·哈丁主编:《卫生服务提供体系创新:公立医院法人化》,李卫平、王云屏、宋大平主译,中国人民大学出版社 2011 年版,第 16—20 页。

② 斯科特指出,制度之所以表现出牢固性和稳定性,是因为规制、规范和文化认知要素促进了这些传播、维持与再生产的过程。其中的规制性要素以强制扩散和工具性为特征,通过法律和奖惩得以实现。参见[美]W. 理查德·斯科特:《制度与组织——思想观念与物质利益》(第 3 版),姚伟、王黎芳译,中国人民大学出版社 2010 年版,第 58—67 页。

火如荼"的改革成为理论研究的主要素材。随着西方经验的传播,相应的理论工具和研究方法被中国学者所借鉴运用,制度性或政策性的顶层设计便与公立医院改革的实践频繁地联系起来。值得注意的是,由于和美国等西方国家私营性医疗服务组织占据较大比重的实践情况不同,中国关于制度变迁和医疗服务组织的研究主要是以公立医院这类独特的组织形式及其所处的制度环境为研究对象而展开的。

制度变迁对公立医院等中国式的医疗服务组织会产生何种影响?从国内现有的文献来看,对这个问题的研究主要可以分为以下三大类(依据研究者的教育和学术背景进行划分):一是一些公共管理和公共政策学者的研究,他们集中于对公立医院等医疗服务组织所处的宏观政策和医疗卫生体系等制度环境方面的探讨;二是一些卫生事业管理领域的学者的研究,他们也关注宏观的医疗卫生体制,同时重视对医院本身的管理制度方面的研究,譬如在医改背景之下,对公立医院的人事、财务、服务提供等制度方面的观察;三是一些公立医院的管理者和改革的实践者结合自身经验的研究报告,他们的研究偏重于经验的总结,并能够发现改革过程中存在的许多问题。

有大量的学者充当了西方经验引介者的角色。有一些研究者甚至在著作中以较大的篇幅介绍西方各国医疗卫生体制改革的成功经验。在一些较为规范的研究文献中,作者们主要是通过借用一些西方流行的理论工具对本国的经验进行分析和解释。譬如有一些研究者试图通过援引产权理论、新制度经济学、委托代理理论、交易成本经济学、公共选择理论等为公立医院的市场化改革提供理论支持。① 作为一种倡导改革的手段,这些西方理论被当作标杆,研究者常常只是依据它们,演绎出推动改革实施的措施和路径。

　　由于主流声音对公共服务市场化改革的支持,中国学界大量的文献着墨于对政府与市场的宏观体制对医疗服务组织的影响。许多研究都属于公立医院改革的病理分析,并突出强调了其背后的制度性成因。有人总结了公立医院改革中面临的一些困境和挑战,包括产权形式与实际作用不匹配,资源配置的失衡性,营利性与非营利性的模糊,陈旧的人力资源管理系统,外部与内部管理因素的交织,不合理的医疗服务定价机制,薄弱的社会保障系统,医患关系中难以平抑的矛盾,政府政策的影响等方面。② 这些问题关系到公立医院改革的一些基本的制度问题,比如产权制度、人事制度和定价制度。从更深的层面来看,这些问题都关乎政府与市场之间的体制安排,即一些公共政策研究者所强调的行政化与市场化的博弈选择问题。③ 顾昕认为,在"新医改"中,医保改革(即需方改革)与医疗服务体系改革(即供方改革)的制度安排存在失衡格局,并分析了公立医院改革所面临的种种结构性矛盾。④

　　还有一些学者发现,公立医院改革实施的困难可能还受到医

　　① 参见王长青:《公立医院体制改革的理论分析与实证研究》,华中科技大学 2008 年博士学位论文;匡莉:《公立医院规模持续扩张机制与调控策略——理论模型与实证研究》,中山大学出版社 2011 年版,第 72 页;邹婧睿:《我国公立医院多元监督模式及其实现策略研究》,华中科技大学 2012 年博士学位论文。

　　② 参见赵棣:《困境与未来:中国公立医院的改革之路》,科学出版社 2011 年版,第 9—35 页。

　　③ 参见顾昕:《市场机制与行政化的博弈——对 2009 年—2011 年新医改进展的评析》,《中国劳动保障报》2012 年 4 月 6 日;吴少龙:《市场竞争、政府责任与公立医院负债——广东省公立医院债务问题研究》,《中国公共政策评论》2017 年第 1 期;顾昕:《走向协同治理:公立医院治理变革中的国家、市场与社会》,《苏州大学学报(哲学社会科学版)》2017 年第 5 期。

　　④ 参见顾昕:《全民医保的新探索》,社会科学文献出版社 2010 年版,第 35 页。

改政策本身缺陷的影响。由于国家层面的医改方案没有明确的关于如何具体执行的安排，就无法为改革的落实提供清晰的标准。缺乏较为具体明确的法律和制度性规定，不仅为各地改革的"探索""尝试"提供了条件，而且为实施中各类"走样"现象的产生提供了可能。① 于是，很多学者开始关注既定制度对医疗服务提供可能造成的"额外"影响，并聚焦于制度对各类行动者的行为的塑造作用。这些研究围绕着地方政府、医管部门、公立医院及其领导人的利益、权力、改革动机而展开，着重于分析在既定的制度框架下公立医院改革的动力和阻力。② 有一些研究者开始运用公共选择理论和新制度经济学来分析不同制度条件下不同组织之间形成的博弈结构。③

此外，对"管办分离"④"法人治理"⑤以及现有的医院组织管

① 参见顾昕：《行政型市场化与中国公立医院的改革》，《公共行政评论》2011 年第 3 期。

② 参见胡洋、戴萌：《基于委托代理理论的公立医院内部激励约束机制研究》，《中国医院管理》2009 年第 10 期；李璐、方鹏骞：《基于政府行为视角的公立医院政府监管困境解析》，《中国医院管理》2011 年第 8 期；张丽、熊季霞：《公立医院治理结构中医院经营者代理问题的博弈分析》，《医学与社会》2013 年第 4 期。

③ 参见夏冕：《利益集团博弈与我国医疗卫生制度变迁研究》，华中科技大学 2010 年博士学位论文；刘自敏、崔志伟：《多委托人多任务框架下的公立医院监管分析——基于利益集团角度》，《制度经济学研究》2018 年第 3 期。

④ 施敏：《苏州、无锡、上海、北京海淀四地医院管办分离模式比较与分析》，《中国医院管理》2007 年第 8 期；施敏、赵永冰：《"管办分离"模式下公立医院出资人制度的探索——以上海申康医院发展中心为例》，《医学与哲学（人文社会医学版）》2008 年第 1 期；刘继同：《公立医院管办分离改革应遵循的基本原则》，《中国医院管理》2008 年第 3 期；付强、张誉铮、宋文舸：《我国公立医院管办分开模式评析——以上海、北京、深圳、成都为例》，《中国医院管理》2015 年第 8 期；乐曲、陶思羽、闵锐、方鹏骞：《基于管办分开的医院管理中心模式分析》，《中国医院管理》2018 年第 1 期。

⑤ 李琴：《法人治理结构：公立医院制度安排的途径及对策》，《中国卫生经济》2010 年第 9 期；汪孔亮、胡翔、项莉：《公立医院治理结构变革对战略绩效管理的影响研究》，《中国医院管理》2010 年第 12 期；刘小康：《建立事业单位法人治理结构的理论再探讨》，《北京行政学院学报》2015 年第 2 期；吴素雄、杨华、吕鸿强、俞林伟：《公立医疗机构法人治理的委托代理悖论与化解逻辑》，《浙江学刊》2020 年第 2 期。

理制度的结构性分析则强调了医疗服务组织在监管和治理方面所面临的制度性障碍及应对策略。诸如此类的研究重视制度的规制性要素,强调制度设计对组织行动的塑造,以及代理机构如何在既定的规制系统下实现产出的最大化。也就是说,虽然这些中国学者的研究承认实践中的医疗服务代理机构具有一定的自主性空间,但是它们与西方主流研究一样,强调制度对组织的规制性作用,将制度变迁当作一种外生性变量,重点考察制度设计与组织产出之间的关系。

诚然,这种对结构设计和功能分析的过分关注并不能直接地带来对制度化和组织化逻辑本身的客观性认识,即使是西方国家的研究也面临着同样的困境。如若组织都是遵循既定的制度框架而行动的,那为什么在组织化的实践中产生了许多没有符合预期制度设计目标的结果?制度本身是如何变迁的?行动中的医疗服务组织如何影响制度变迁?这些问题都是强调制度"结构"的研究不能很好解释的方面。这种先天性的不足也为研究者创新和拓展理论工具和分析方法提供了必要性。

第二节　制度过程与行动者

为了回应实践的变化和弥补既有研究的缺陷,部分西方学者开始借助一些新的理论工具,以解释实践中的制度变迁与医疗服务组织所呈现出的更为复杂的关系。与实体论不同,新的观点认为,组织与制度之间并不存在明显的界限,二者都不过是人类行动的产物而已。学者们开始承认,制度不仅仅具有规制性的功能,它对组织等行动者而言也具有规范性和文化认知性的作用①,行动者的自主性和非正式的制度也是值得关注的方面。于是,研究者们逐步将视野范围从组织层次扩展到组织种群(organizational populations)或者组织场域(organizational field)的层次,更多地对组织之间的互动和依赖关系、制度变迁对组织的长期影响、行动者对制度变迁的作用等开展动态的过程研究。组织生态学理论、资源依赖理论、新制度主义组织理论②等成为重要的分析工具。这种趋势一定程度上也影响了中国学者对本国经验的观察和分析。

一、从环境依存到开放系统

20 世纪 60 年代后,生态学理论开始影响组织研究。一些西方社会学家对组织的研究就建基于组织生态学的框架。比如汉南和弗里曼(Michael T. Hannan 和 John Freeman)考察了影响某个组织"集体"(aggregates),或者说组织种群的建立、成长和最终衰落的因素。③ 这些生态学家常常将目光置于影响种群生存的环境动力(譬如物质资源和政治支持的可获得性)。诸如医院④、健康维

---

① 制度的规范性要素以规范的形式扩散,强调适当性的逻辑标准,以资格承认、道德支配等来维系;文化认知性要素则强调建构性图示和模仿的扩散机制,以共同信念和行动逻辑来维系。参见[美]W. 理查德·斯科特:《制度与组织——思想观念与物质利益》(第 3 版),姚伟、王黎芳译,中国人民大学出版社 2010 年版,第 58—67 页。

② 这里的"新制度主义组织理论"指的是"组织分析的新制度主义"。其代表人物包括迈耶、罗恩、迪马吉奥、鲍威尔、斯科特等人。该学派的主要贡献是将新制度理论引入组织研究中。参见[美]沃尔特·W. 鲍威尔、保罗·J. 迪马吉奥主编:《组织分析的新制度主义》,姚伟译,上海人民出版社 2008 年版,第 1—42 页。

③ Michael T. Hannan and John Freeman, "The Population Ecology of Organizations", *American Journal of Sociology*, No.82, 1977, pp.929-964.

④ Jeffrey A. Alexander and Terry L. Amburgey, "The Dynamics of Change in the American Hospital Industry: Transformation or Selection?" *Medical Care Review*, No.44, 1987, pp.279-322.

护组织（Health Maintenance Organizations,HMOs）①和家庭健康护理（Home Health Aides,HHAs）②等不同形式的医疗服务组织的种群得到了研究者们更多的关注。但是这类研究的数量并不算多。即使霍雷和伯恩斯（Douglas R. Wholey 和 Lawton R. Burns）已经研究了健康维护组织的三个亚种之间的互动③,至20世纪90年代开始,还没有研究者考察一个组织种群的变迁对其他种群的影响——无论是通过合作过程产生积极性的影响,还是通过竞争过程产生消极性的影响。

另外的一些研究主要分析医疗服务组织之间或医疗服务组织与其他相关组织之间的互动和依赖关系。这些研究成果一般以医院为考察对象,经常聚焦于处于同一地理区域内的组织。莱文和怀特（Sol Levine 和 Paul E. White）的早期研究强调组织间的相互依赖可以作为患者、资源和关键信息的交易中介④。普费弗和萨兰西克（J. Pfeffer 和 G. R. Salancik）则以资源依赖观点为理论视角,分析了医院组织内经理人的继任或是与其他相依组织之间相互兼任董事等"适应性"的行动。⑤ 他们认为,这类克服环境限制

---

① Jon B. Christianson,Susan M. Sanchez,Douglas R. Wholey and Maureen Shadle,"The HMO Industry:Evolution in Population Demographics and Market Structures",*Medical Care Review*, No.48, 1991,pp.3-46.

② Carroll L. Estes,James H. Swan,Linda A. Bergthold and Pamela H. Spohn,"Running as Fast as They Can:Organizational Changes in Home Health Care",*Home Health Care Services Quarterly*, No.13,1992,pp.35-69.

③ Douglas R. Wholey and Lawton R. Burns, "Organizational Transitions:Form Changes by Health Maintenance Organizations", In *Research in the Sociology of Organizations*, edited by Sam Bacharach,Greenwich,CT:JAI Press,No.11,1993,pp.257-293.

④ Sol Levine and Paul E. White, "Exchange as a Conceptual Framework for the Study of Interorganizational Relationships",*Administrative Science Quarterly*, No.5,1961,pp.583-601.

⑤ J. Pfeffer and G. R. Salancik,*The External Control of Organizations:A Resource Dependence Perspective*,New York:Harper & Row,1978,pp.178-193.

的行动策略虽然不会总是有用,但有时的确能够发挥作用。而诸如制度等环境因素,是通过作用于组织的权力分配来影响组织的行动和结构的。在此过程中,作为组织与环境间中介的管理者不只是需要为争取资源、控制产出而扮演回应性和权衡性的角色,而且需要为组织的生存延续扮演好一种规范和认知层面的象征性角色。米尔纳(Murray Milner)以一个社区内的 25 个医疗服务机构为样本,考察了组织间合作开展服务、满足顾客需求的不同制度安排,分析了维持"地位—秩序性"关系("status-ordered" relations)的社会过程。① 芬纳尔(Mary L. Fennell)考察了美国 15 个城市的医院的"集群"(clusters)之间的劳动力供给关系。② 她发现,提供者(医生)的多样性和医院集群提供的服务之间的相关性要比患者的需求和服务之间的相关性更强。最近的许多研究还检视了由联邦政府部门、医院以及研究中心等建立的网络结构及有效性。这些网络是为了推动诊疗训练的实施和技术创新的扩散。③

除了关于组织间互动和相依关系的研究,更多关于跨时间序列的纵向研究出现在关于制度变迁与医疗服务组织的研究文献中。斯塔克韦瑟(David B. Starkweather)考察了三个加州社区的医院群体之间的竞争性和合作性行为。④ 他在研究中分别提供了七个医院简要的历史背景资料,整个研究则着重于对 1980—1987 年

---

① Murray Milner, Jr., *Unequal Care: A Case Study of Interorganizational Relations in Health Care*, New York: Columbia University Press, 1980, pp.37-39.

② Mary L. Fennell, "The Effect of Environmental Characteristics on Structure of Hospital Clusters", *Administrative Science Quarterly*, No.25, 1980, pp.485-510.

③ Arnold D. Kaluzny and Richard B. Warnecke, *Managing a Health Care Alliance*, San Francisco: Jossey-Bass, 1996, pp.33-45.

④ David B. Starkweather, "Competition, Integration, and Diversification: Seven Hospitals of Growthville, U.S.A.", *Journal of Health Administration Education*, Vol.8, No.4, 1990, pp.519-570.

这段时期的分析。迈耶（Alan D. Meyer）等人从圣弗朗西斯科海湾地区（1975—1989 年）的四个县的 55 个医院中随机抽取 30 个做了纵向的研究。① 起初，他们的计划是研究这些医院个体的行动策略的变迁。而随着研究的开展，他们发现，这种变迁是十分"剧烈"的，为了更加清晰地观察医院和新型的"集体行动"之间变迁的联系，必须将注意力从个体组织（组织层次）提升到组织场域的层次（或者产业的层次）。范德芬和格拉茨曼（Andrew H. Van de Ven 和 David N. Grazman）考察了明尼阿波利斯—圣保罗地区超过 140 年（1853—1993 年）的医疗服务组织形式的演化。② 这项研究记录了四个主要的医疗保健体系（为所在县域提供了超过 80% 的医疗服务）的"谱系"（genealogies），并对这些医疗服务供给形式的历史变迁提供了一种较为系统的解释。

最近产生重要影响的研究文献之一无疑是斯科特（W. R. Scott）团队所做的关于制度变迁与医疗服务组织间关系的研究。③ 虽然是新制度主义学派的代表，但斯科特等人的研究建立在一个制度变迁的综合性框架的基础上，对圣弗朗西斯科海湾地区的医疗服务组织及其制度环境自 1945 年以来超过 50 年的变迁状况进行了长期研究。通过对制度时期进行分类，他们试图分

---

① Alan D. Meyer, James B. Goes and Geoffrey R., "Brooks Organizations Reacting to Hyperturbulence", In *Organizational Change and Redesign：Ideas and Insights for Improving Performance*, edited by George P. Huber and William H. Glick, New York：Oxford University Press, 1993, pp.66-111.

② 转引自 W. R. Scott, M. Ruef, P. J. Mendel and C. Caronna, *Institutional Change and Healthcare Organizations：From Professional Dominance to Managed Care*, Chicago：University of Chicago Press, 2000, p.12。

③ W.R. Scott, M. Ruef, P. J. Mendel and C. Caronna, *Institutional Change and Healthcare Organizations：From Professional Dominance to Managed Care*, Chicago：University of Chicago Press, 2000, pp.30-68.

析作为外生变量的制度环境的变迁对医疗服务组织的影响(既包括从规范性和文化认知性层面来分析制度变迁对医疗服务组织的合法性的影响,也包括从规制性的层面来分析制度变迁通过调节资源环境以影响医疗服务组织生存的过程),同时还对焦点种群之间的互动关系以及焦点组织的变迁案例进行了考察,以诠释一种内生性的制度过程。斯科特团队对20世纪70年代以后医疗服务供给领域日益形成的管理市场化的趋势做了及时观察,对新出现的医疗服务组织集团化和购并等现象做了大样本的分析。该项研究的启示意义还在于,斯科特团队区分了组织和制度分析研究的不同理论工具的适用性层次和范围,不但运用了制度学和生态学的理论,而且借鉴了资源依赖观点和传统的产业经济学,将制度变迁与医疗服务组织间关系的认识提升到一个更为系统的层次。

从制度结构的研究转向制度过程的研究,意味着一种更加完整的认识:研究者不仅仅将制度作为影响医疗服务组织行动和结构的一种外生性的因素或条件,而且将制度化或制度变迁视作一种组织化实践的内生性过程。就此意义而言,制度变迁本身的实现都依赖于组织的行动、组织之间的互动或相依关系的调整。不管是不同医疗服务组织种群之间的互动,还是不同个体组织之间的互动,都将影响一定范围内制度变迁的实现或是一项新制度的建立,抑或这种互动过程本身即是制度扩散的一种表征。

二、从地方博弈到宏观变迁

正当西方学者为实践中出现的问题寻求新的理论认识路径之时,中国医疗服务供给体系的改革也开始面临许多新的困难。很多学者发现,21世纪以来,公立医院的改革实践呈现出一些新的景象,譬如:

　　在一些国家级试点城市以及其他一些地方,一些局部性的制度创新探索开始出现。但总体来说,实质性的制度变革尚未开展。即便是在某些试点城市,公立医院改革的进展也不乐观。不少地方的公立医院,尤其是大中型公立医院,正处于所谓"购销两旺"的好时期,因此无论是当地政府还是相当一些公立医院,对于短期内看不到好处的改革措施,也缺乏探索的主动性和积极性。同时,很多地方对于公立医院改革的方向和重点并不清楚,要么以政府输血(增加一些投入)简单应付一下,要么以某些非制度性的措施来充当改革,要么在公立医院改革的路径选择上左右摇摆,举棋不定。①

　　这些现象的出现似乎都不能以传统的经济学理论或制度分析模型加以解释,而这进一步激发了理论研究者更多地去关注制度变迁和医疗服务组织的实践,特别是一些偏离于制度设计目标的现象。许多研究者发现,很多问题并不出现在制度本身的设计方面(与强调制度结构的视角不同),而是出现在地方层面的行动过程中。这类"地方性现象"实际上影响了制度变迁的实现过程以及医疗服务组织自身的生存和发展。许多研究着重于检视公立医院等医疗服务组织与政府主管部门之间在资金、人事等方面的相互依赖关系,以及一些(正式的或非正式的)政治性的社会过程对制度或政策执行的影响。也有部分研究成果强调,在既定的管理体制或委托代理结构下,医院组织、地方政府以及相关部门可能表

---

① 顾昕:《行政型市场化与中国公立医院的改革》,《公共行政评论》2011年第3期。

现出自利性的行为逻辑。① 但是这些研究还没有真正给出关于组织行动或组织间互动"过程"的说明。

也有一些论者尝试从组织生态和制度演化的视角出发,通过借用诺思的理论来分析公立医院改革的制度变迁方式、面临的问题以及对策选择。② 他们认为,在国家的"正式渠道"尚未提供充足的制度条件和资源的情况下,各利益集团间自发性的行为以及博弈过程推动了一种地方性的"诱致性变迁",并在之后促成了国家层面"强制性变迁"的出现。虽然开启了一个有益的研究视角,但是许多论者并没有给出充分的经验证据。虽然之后也有一些文献以阶段论作为基本框架,分析了中国医疗卫生领域的制度变迁进程③,但是偏重于对改革的宏观历史进行描述和总结——甚至并不属于对医疗服务组织的研究——因此,它们同样无法为分析和解释微观行动者参与改革的过程提供实质性的帮助。

为了弥补这样的不足,曾有人尝试研究了利益集团博弈对中国医疗卫生制度变迁的影响。④ 借用利益集团理论、新制度经济学等分析工具,他们对公立医院等医疗服务组织与其他相关利益主体间的关系进行了更为充分的研究。相较于那些仅仅关注医院组织,或者医院与政府主管部门之间关系的研究,这类成果对医疗

① 参见李璐、方鹏骞:《基于政府行为视角的公立医院政府监管困境解析》,《中国医院管理》2011年第8期;张丽、熊季霞:《公立医院治理结构中医院经营者代理问题的博弈分析》,《医学与社会》2013年第4期。

② 参见李霞:《公立医院改革的制度变迁分析与对策》,《人民论坛》2010年第11期。

③ 参见管仲军、陈昕、叶小琴:《我国医疗服务供给制度变迁与内在逻辑探析》,《中国行政管理》2017年第7期;李乐乐、俞乔:《国家治理现代化与中国特色基本医疗保险制度变迁——基于历史制度主义的分析框架》,《党政研究》2018年第6期;翁凝、孙梦洁:《中国农村基本医疗保障制度变迁》,《管理现代化》2020年第1期。

④ 参见王前强:《利益集团博弈与公立医院产权制度改革》,《卫生经济研究》2006年第6期;夏冕:《利益集团博弈与我国医疗卫生制度变迁研究》,华中科技大学2010年博士学位论文。

服务组织所在场域内的多种组织都有所关注。组织间关系的分析加深了对中国医疗服务供给体系改革中实际的制度变迁机制的认识。部分文献同样借用了诺思的框架以阐释跨时段的制度演化过程。当然，值得注意的是，大部分这类新制度主义的研究实际上采纳了组织经济学的许多观点和方法（比如交易成本理论、公共选择理论等）。虽然重视制度变迁的过程，但是由于依旧是将制度的规制性作用作为基本的出发点，将行动者简化为自利性的个体，进而把制度变迁的来源解释为行动者降低交易成本的内在动机，所以它们依然强调制度结构的重要性。

事实上，在国内关于制度变迁与医疗服务组织的研究文献中，占据主流的仍然是以传统的结构功能主义思维和组织经济学理论为基础的演绎分析。尽管生态学理论、新制度主义组织理论、资源依赖理论等已经较为广泛地影响了国内的组织研究，可借助这些分析工具对公立医院等医疗服务组织进行研究的文献尚不多见。遗憾的是，仅对中国医疗卫生领域制度变迁的生成逻辑做"强制性变迁"和"诱致性变迁"的简单划分，并不足以说明实践中的制度变迁机制的复杂性和特殊性。甚至可以说，这种对制度变迁与医疗服务组织间关系的解释只是交代了组织面对外部环境及约束条件时的一种回应方式和策略选择，对公立医院自身如何变革及制度变迁的影响如何在组织层面成为可能的问题都没能阐述清楚。

第三节　文献的贡献及缺憾

本章基于制度结构和制度过程的划分，对关于制度变迁与医疗服务组织间关系的两类研究进行了回顾和考察(见表2-1)。总的来说,前者聚焦于制度的规制性要素,重视制度设计和结构对医院等医疗服务组织的外部影响,更强调结果评估和工具性考量,这种研究取向广泛地体现于早期和主流的文献中;后者则在考察规制性制度要素的同时,将视野更多地转向规范性和文化认知性的制度要素,不只是将制度当成外生变量,也将其视作一种内生性过程,对组织的行动、组织间的互动和相互依赖关系、行动者对制度的影响等给予了更多的关注。制度过程的研究虽然在中国学者的文献中还并不多见,但是自20世纪后期以来已经越来越成为一种趋势。

表2-1 关于制度变迁与医疗服务组织间关系的两类研究

维度	聚焦"制度结构"的研究	聚焦"制度过程"的研究
制度与组织的界定	人类行动的工具;相互独立的结构性实体	人类行动的产物;两者之间没有明显的界线
两者之间关系的界定	制度可能成为组织的一种外部变量	组织和制度之间相互塑造和作用
关注的制度要素	规制性要素	规制性要素、规范性要素、文化认知性要素
重点的研究内容	制度设计、结果评估、结构对组织的外部影响	组织的行动、组织间的互动和相互依赖关系、行动者对制度的影响
主要的分析层次	组织	组织、组织种群、组织场域
备选的理论工具	传统的制度理论和组织理论、组织经济学等	组织经济学、组织生态学、资源依赖理论、新制度主义组织理论等

注:"备选的理论工具"的分类参考了普力克与哈丁(2011)关于组织经济学的研究和斯科特(2010)关于新制度理论的研究。
资料来源:笔者自制。

需要注意的是,尽管两种研究路径有着各自"备选的理论工具",在实际研究中,依据研究需要,也不排除某一类研究者选择对方偏好的理论工具的可能,而且并不限于表2-1中所列的这些。其中,"组织经济学"的范畴包括交易成本理论、委托代理理论、产权理论、公共选择理论等,还包括演化经济学等其他一些新制度经济学理论在组织研究中的运用。这些理论在研究主题、考察对象和分析层次上有所不同。演化经济学等理论受到达尔文进化论、生态学的影响,反对新古典经济学的经济人假设,强调开放系统的变革和学习、竞争的非均衡性以及路径依赖的机制,因而比起传统的制度经济学理论更加强调制度过程的重要性。

进一步说,本书所区分的两类研究并不截然对立。事实上,两者在许多方面都存在着共通之处,尤其是在分析层次、理论工具的选择方面都可能存在一致性。若从一些学者所做的更具系统性的研究成果来看,这种区分就越发不明显了。本书的分类更多的是为了描述和阐明一种趋势,即从制度结构的研究转向制度过程的研究意味着制度变迁与医疗服务组织间关系的研究经历着内容的拓展和深化,而不是历史性断裂。

可以说,两类研究的转变不仅与学者们不同的学科背景和研究旨趣有关,也与各国医疗服务组织所处社会环境的变迁深刻相连。譬如,在20世纪早期的美国,医疗服务领域由私营性机构占据主导地位,该领域相对未受到国家过多的干预与影响,此时的研究成果聚焦于对医院等专业性组织的结构特征的分析。而之后随着政治性干预的加剧,政治科学家和公共政策学家对许多政府项目和管制措施的研究就出现了。随后的研究则更趋多元化,不仅政府与医院之间的关系得到了考察,而且很多不同组织之间横向和纵向的互动也得到了重视。这种变化自然使得生态学理论、资源依赖理论得以传播和运用。

　　同样在英国,政治经济环境的改变和公共服务市场化的改革推动了诸多关于政府与医疗服务代理机构之间契约关系的研究,此时委托代理理论、公共选择理论就成为重要的分析工具。尽管诸多非正式的政治或社会联系促使社会学家更多地从规范性和文化认知性的层面去分析制度的作用,但我们同样可以看到,随着政府对医疗服务领域的介入,许多关于制度设计和规制性功能的分析非但没有减少,反而稳固地占据了主流的位置。

　　此外,这种研究的拓展和变化还顺应了组织理论研究从理性系统范式走向自然系统、开放系统范式的趋势。随着西方国家的医疗服务领域越来越受到国家政治性因素的影响,原来相对独立和封闭的医疗服务组织被迫变得更加开放,行动者的理性设计变得更加艰难。从理论上讲,医疗服务组织将会受到更多来自环境的影响,这关涉到组织对外部环境的生态适应过程以及与环境间更趋自主性的交互过程,即:一方面,医院等医疗服务组织必须在日益复杂的制度环境中通过适应性的行动回应来自环境的不同要求(比如来自政府、医保部门、行业协会等组织的要求);另一方面,医疗服务组织又能够借助这些开放的机会,在人力、资金、信息等资源的交换行动中获得成长的可能(比如借助组织间购并或者缔结协议等手段以谋求发展)。

　　当然,这并不表示过去的理性系统的组织研究不再有用。实际上,各种分析工具和研究路径的适用性都存在限度。虽然关于制度变迁与医疗服务组织间关系的研究成果层出不穷,但是它们仍然不能充分地诠释复杂的实践情况。关于制度过程的研究而言,亟待更为广泛和深入的探索,才能迈向成熟。关键的问题是,我们需要选择合适的工具,对具体而特殊的实践进行细致的考察。

前述斯科特等人的系统性研究无疑为我们研究制度变迁与医疗服务组织间的关系提供了一种范例。

本章的研究回顾将为下文理论框架的构建提供支持，并为研究的进一步开展指出可能的方向。诚然，无论是对于本书而言，还是对于中国医疗卫生领域的研究而言，立足于本土的经验，甄别既有的理论分析工具都是必然的选择。也就是说，必须深入考察医疗服务组织的实践，进而寻求一种适当的解释逻辑。从现有的研究成果及实践状况来看，至少有以下几点需要进一步推进。

其一，需要更多关于中国公立医院这类独特的医疗服务组织的研究。

虽然对公立医院的研究很多，但是公立医院究竟是"怎样一种医疗服务组织"仍然值得深究。中国的公立医院拥有不同于英、美等西方国家医疗服务组织的独特属性。仅仅借助私营性组织的模型去评估中国公立医院的实践势必遇到许多困境。与此同时，虽然很多观察者都同意，中国公立医院处于一种具有本土特色的"单位"体制中，制度的影响尤为显著，但实际上，关于"作为单位的公立医院"的研究成果并不多见。另外，我们还不能忽视作为医疗服务组织的公立医院所从事活动的专业性——这种有别于其他组织的"属性特征"。

总的来讲，这类独特的组织形式并不能以传统制度（组织）理论的国家模型或者市场模型来简单解释。即使对组织属性和特征的研究或多或少地存在认识论和方法论上的缺陷，可对处于转型中的中国医疗服务领域的实践来说，这类研究依然具有十分重要的现实意义。其中，我们需要研究的一个非常重要的问题是：某种属性或特征本身是如何被结构化的?①

其二,需要更多的关于组织行动、组织间关系和组织场域层次的研究。

21世纪以来中国医疗服务领域所经历的许多变化体现在公立医院等医疗服务组织的组织创新实践中。一些地方性的改革,譬如管办分离、法人治理的探索都关系到医院与政府之间甚至政府内部上下或平行组织之间的新的制度化形式。另外一些过去不常见的现象,譬如各地纷纷组建医院集团,很多医院成为大学的附属医院或者建立合作关系,都涉及医院与新的相依组织之间的关系建构。如果说医疗服务组织在改革之前更多的是需要处理与上级主管部门间的关系,那么现在则需要具备更强的回应各类环境压力的能力。在此背景下,制度变迁的过程将不仅仅像过去那样呈现于垂直系统内部,而且是发生在横向或纵向的多个组织之间。

因此,理论研究者就需要及时地对这类现象加以观察。组织场域层次或者生态层次的分析将会越发成为一种趋势。而且,将目光聚焦于组织的行动、组织间的互动和相互依赖关系将有助于我们更为准确地把握医疗服务组织所受到的来自制度的实际影响——而不是像现有的一些研究成果,只就医疗卫生体制对组织的影响做一种宏观、抽象的阐释。

其三,需要更多的关于制度变迁与医疗服务组织间关系的历时性研究。

中国学者虽然已尝试借用新制度经济学的工具对组织和制度变迁的过程进行分析,但是大量的研究仍然预设了组织是一种自

---

① [美]乔治·瑞泽尔主编:《布莱克维尔社会理论家指南》,凌琪、刘仲翔、王修晓等译,江苏人民出版社2009年版,第678—685页。

利性的行动者。这类研究在功能主义的解释中回避了除去经济利益诉求之外的行动者所具有的其他"意义",忽视了行动者的个体认知、自反性和历史情境、文化因素、地方性知识的作用,以及组织与所在环境中的其他行动者的交互影响,将制度作为一个客观化的外在于行动者的变量加以考量,将公立医院改革的实现定位于一种线性的中央政策的执行结果或地方自发性的改革结果,将改革的生成机制视作一种在制度所提供的"游戏规则"之下,原子化的理性行动者之间的相互博弈的过程。可以说,这类研究对制度变迁过程的认识是有失偏颇的,至少是不完整的。

对历史过程进行研究,需要考虑影响医疗服务组织所受到的多种环境因素的影响。制度经由具体的社会过程作用于组织和人,不仅具有规制性的功能,也常常与社会规范性和文化认知性的过程相连。跨时段(例如从改革开放前的全能政府时期到更具市场化色彩的新的历史时期)的分析有助于我们更为清晰地描述制度变迁的过程、组织行动的细节以及制度变迁对组织的长期影响。

第三章 行动者、资源依赖与制度变迁

前文的阐述已经给我们展现了一种趋势,即将组织化视作制度化的内生性过程,而不是将制度仅仅当作组织行动的外部环境或外生性因素。组织的行动及组织间关系也就成为制度变迁过程中的内生性变量。将制度变迁视作一种内生性的系统现象,不但有助于我们更完整地观察制度变迁的过程和机制,而且有助于我们更充分地认识组织在其中的行动逻辑、发挥的作用以及受到的影响。

然而,一个重要的难点在于:究竟哪一个(或哪一些)因素会在制度变迁的过程中产生决定性的影响,在塑造组织行动的过程中发挥关键性的作用?如若资源依赖构成了这样一种可能性,那么就需要首先将其在整体的理论图谱中定位,实现逻辑上的联络。本章试图提出一些基本的理论假设,并为下文的案例研究提供一个概念框架。这套分析框架将建立在对流行的组织学和制度学理论的批判与借鉴的基础之上,并参考与扬弃既有的关于医疗服务组织、中国公立医院的研究成果。

本章将首先从阐释组织与制度的基本关系中探讨作为行动者

的医疗服务组织的制度角色,提出组织身处开放系统的两类绩效目标,即作为内部目标的组织效率,以及作为外部目标的组织效能,并厘定二者之间的关系;接下来探讨影响组织行动的资源依赖因素,特别是由组织间的资源依赖关系而产生的行动者的相对权力,交代医疗服务组织生存所需的资源类型,以及组织管理资源依赖关系时所采取的基本的行动策略;最后对既有研究中关于制度变迁的三种机制进行辩证阐释,以资源依赖作为内生性参数,形成从宏观社会环境到微观行动者的、上下互动的、制度变迁的系统框架,以弥补制度同形机制和理性选择机制各执一端的缺陷。该框架主要遵循了制度过程的分析进路,并适当采用制度结构的分析方法,为两种途径相融提供了一定的可能性。

第一节 作为制度行动者的医疗服务组织

为了能够从组织的制度过程角度去研究制度变迁对医疗服务组织生存的影响与作用机制,有必要首先从理论上对作为行动者的医疗服务组织的制度角色进行界定。传统的关于组织的制度过程的讨论建立在理性系统范式的基础上(实质上属于上一章所讲的制度结构的研究)[①],而之后的研究成果则更多地从组织与环境之间的相依关系以及跨时间序列变迁的角度去分析。医疗服务组织的制度过程已经越来越被认识为是一种组织与环境间交互的过程,而不仅仅是一种内部的制度化现象。除了内部结构对组织绩

---

① 当然,如前文所述,"制度结构"和"制度过程"两种路径间并不存在截然分开的界限。

效的影响,外部的制度环境对组织的作用以及组织的能动性也受到了更多的重视。甚至在新制度主义者那里,组织与制度不再是相互独立的结构性实体,两者之间已经不存在明显的界线。愈益复杂多变的组织实践与不断增进拓展的理论研究都推动了对医疗服务组织的制度角色的重新认识。

一、组织的制度角色

处于开放系统中的组织需要回应来自环境的要求,这意味着"组织不仅仅是生产性和技术性系统,受到物质资源流动的影响;它们也是社会系统,受到文化规则、规范性和法定框架的巨大影响"①。近三四十年来流行的制度理论、交易成本理论、资源依赖理论、组织生态学等虽然在理论假定和视角选择上有所差异,但是都承认作为行动者的组织受到环境中制度力量的影响。组织既可作为诠释制度逻辑的承载者,也可作为执行制度功能的代理人。也即是说,组织为了生存,必须扮演一定的制度角色。"制度角色"在本书中指的是社会行动者依据特定的社会期待或社会功能性目标而实施的相对稳定的行为模式。

现代组织的组织化过程本身就是一种对制度角色的实现过程,通过扮演各种制度角色以表征组织的过程和意义。正如卡尔·韦克(Karl E. Weick)的组织化观点,组织本身是在制度环境中被观察到和被确认的。② 对于"结果"而言,组织化是有意义的

---

① W. R. Scott, M. Ruef, P. J. Mendel and C. Caronna, *Institutional Change and Healthcare Organizations: From Professional Dominance to Managed Care*, Chicago: University of Chicago Press, 2000, p.167.

② 参见胡重明:《超越作为哲学的建构主义——关于公共组织研究的一项倡议》,《中国行政管理》2013 年第 9 期。

过程,组织总是在一个具备特殊社会功能的"实体"的范畴内被界定和认识。与此相关的还有普菲弗和萨兰西克给出的关于"组织效能"的叙述①,它是一个关乎组织与环境间相连关系的概念,只有达到一定的组织效能,才会让组织具备某种组织生存的基本要素,譬如新制度主义学派重点考察的合法性。② 可以说,组织的生存总是必须依赖于达到社会所承认的特定的功能、扮演好环境所要求的制度角色。

医疗服务组织作为一种特殊的社会代理人或制度承载者,其产生之时就确认了需要发挥"医疗服务"的社会功能的要求。医疗服务从业人员常常在职业化和社会化的生涯中被不断地灌输和强化一种"救死扶伤"的理想信念和价值目标。这种主导性的意义的解释方式成为规范和引导医疗服务组织行动的文化观念和适当性标准,也为其他行动者观察和评判医疗服务组织提供了一种相对稳定的依据。

值得注意的是,尽管每一种组织总是会被要求实现特定的社会功能性目标,可组织实践中所呈现的制度过程往往是复杂、多变的,甚至是模糊、难以定义的,即组织扮演的制度角色具有多元化的特征。这种多元化的特征源于组织是处在一个复杂的组织场域中的。场域中有着与组织相关联的、不同的个体行动者或集体行动者。而这些不同的环境主体可能会对焦点组织有不同的要求,它们与焦点组织之间可能会有不同的相互依赖关系。

进一步说,身处于开放系统中的组织即使不是为了实现其主

---

① J. Pfeffer and G. R. Salancik, *The External Control of Organizations: A Resource Dependence Perspective*, New York: Harper & Row, 1978, p.36.

② 参见[美]沃尔特·W. 鲍威尔、保罗·J. 迪马吉奥主编:《组织分析的新制度主义》,姚伟译,上海人民出版社 2008 年版,第 68 页。

导性的社会功能目标,也必须为了自身的生存和发展满足不同的环境要求,管理与不同组织间的相依关系。这一点在资源依赖理论家那里已经得到了大量的说明。正因为必须满足不同的制度要求,医疗服务组织常常需要扮演多种制度角色,而不只是一种。实践中的医疗服务组织可能与政府部门、医疗行业协会、医疗保险公司、医学院校、患者等行动者发展出一系列的制度形式或构架。并且,制度理论和资源依赖理论的倡导者所提供的证据显示,医疗服务组织自身可能发展出不同的子系统以管理和回应这些不同的制度要求,甚至可能被其他的组织吸纳而成为一种新的组织形式。①

医疗服务组织所需扮演的制度角色的多元化特征不但关乎环境中的不同主体会对组织提出不同的制度要求,而且指涉不同的"制度性同形"压力对组织的具体影响或作用机制可能是不一样的。这既可能表现为规制性的影响过程,也可能表现为规范性的,或者文化—认知性的影响过程(关于制度对组织的影响机制的内容将在下面的章节进行详细讨论)。并且,组织可能由此受到制度的不同影响或作用。正如斯科特等许多研究者所发现的,制度环境并不仅仅——通过作用于物质资源要素——对组织结构和行为产生间接的影响,它也更加直接地——通过为行动者制造原型、合法性的逻辑以及它们所支持的治理系统和社会行动的规则——影响组织。② 也可以说,这些构成组织的制度

---

① J. Pfeffer and G. R. Salancik, *The External Control of Organizations: A Resource Dependence Perspective*, New York: Harper & Row, 1978, pp. 253−262.

② W. R. Scott, M. Ruef, P. J. Mendel and C. Caronna, *Institutional Change and Healthcare Organizations: From Professional Dominance to Managed Care*, Chicago: University of Chicago Press, 2000, p. 166.

环境的成分[①]，包括组织原型、制度逻辑、治理系统等直接或者间接地影响了组织的制度角色建构过程。

作为制度行动者的组织需要扮演多元化的制度角色，这就意味着，在现代社会以理性建构为主导的组织发展现象中，组织会受到不同的制度模型或组织原型的影响。林恩·祖克等新制度主义者强调组织原型对组织结构和行为的塑造作用。这些社会学家坚持认为，"理性化的组织实践过程（实践中的组织制度）本质上是文化性的，并且是现代文化的核心，而这主要是因为现代文化是围绕着工具理性而组织起来的"[②]。不但那些一般性的工具性组织概念是以某种文化模式为基础的，而且任何具体组织的诸多构成要素，都不是该组织为了促进自身在具体情境中的绩效而设计出来的，而往往是从别处获得的、可以"现货供应的"预制模板或现成元件。这让我们有必要回溯迈耶与罗恩（John W. Meyer 和 Brian Rowan）关于"作为神话和仪式的制度化组织"的论断[③]：

> 社会中的理性化制度结构的形成和发展，使得正式组织变得更为普遍和复杂。这样的制度是一种非理性建构的产物（神话），这种神话或者非理性建构物使得组织更容易创造而

---

① 在斯科特团队（2000）关于制度变迁与医疗保健组织间关系的研究中，主要考察了制度逻辑、制度行动者以及治理系统等三个制度环境的成分，组织原型等并没有被单独当成一个维度予以考察。

② Frank R. Dobbin, "Cultural Models of Organization: The Social Construction of Rational Organizing Principles", In *The Sociology of Culture: Emerging Theoretical Perspective*, edited by Diana Crane, Oxford, UK: Blackwell, 1994, pp.117–141.

③ John W. Meyer and Brian Rowan, "Institutional Organizations: Formal Structure as Myth and Ceremony", *American Journal of Sociology*, No.83, 1977, pp.340–363.

且更为必要。也即是说,组织的建构元件会逐渐分散于社会图景中,而企业家或创新者只要花少量的精力就可以把它们组建起来,成为一个新的组织。

需要指出的是,这种文化和观念的元件不仅塑造了组织自身的结构和行为,也塑造了组织所在场域的治理系统。换言之,治理系统的形成和变革也受到理念模型的影响。而这种被建构的治理系统又会给场域内的组织的结构和行为带来重要的影响。关键的一点是,不同的治理系统或组织原型是特定社会历史的产物,有着为社会所定义的不同的制度逻辑,关涉到"什么是适当的组织行为""什么是适当的组织目标"的价值判断,其背后隐含着组织与环境间建构某种关系的预期。制度环境的变迁特别是深度的制度变迁,总是意味着制度逻辑的改变或者治理系统的更迭,即场域中的制度行动者的活动开始遵循一种新的制度逻辑,用一种新的治理系统来调节和控制行动者的活动。随之而来的可能是组织本身凭借一种新的组织原型得以重新组建。

不可否认,通过影响制度行动者,这些制度环境的成分之间可能是存在交互作用的,在实践中往往表征于一个不易"拆分"的具体事实中。为了观察和分析的需要,我们会在之后的章节中进一步搭建概念和逻辑框架,以将它们定位到一个适当的位置。这里的论述主要是为了强调,作为环境对行动者的一种规制性要求或认知性期待,社会制度的各种模型和方案与场域内的各种行动者之间的互动关系等一起成为组织赖以存在的、重要的环境组成部分,并且它们在很大程度上决定了组织的制度角色的特征。

二、组织效能与效率

在流行的研究成果中,组织绩效(performance)构成了制度分析中的重要内容,它可以用以观察一项制度的实施成效,或者用于预测制度变迁的可能方向。大部分关于医疗服务组织绩效的考察和研究都十分注重对组织运行和服务提供的"效率"(efficiency)的分析——尽管越来越多的研究已经将更多的其他指标加入到观察和分析之中。

依本书的观点,除了组织效率这一内部性标准之外,组织效能(effectiveness)实际上也是构成医疗服务组织绩效的重要方面,并且是涉及组织本身能否生存和发展的至关重要的方面。依据杰弗瑞·菲弗、杰勒德·R. 塞兰尼克给出的定义,"组织效能"指的是"组织创造出可被接受的结果和行动的能力"[①]。它是一种外在的标准,用以评判组织是否符合不同利益相关团体的需要,强调了组织和组织活动的可接受性(acceptability)。当然,与环境决定论观点不同的是,组织效能虽需要经由外部的行动者来评判,但这并不意味着组织会任凭环境摆布,相反,组织可以通过自身的行动来"操纵、影响和创造组织本身的可接受性"[②]。在杰弗瑞·菲弗、杰勒德·R. 塞兰尼克看来[③]:

组织的效能是一个社会政治的议题。就好似个人因为价

[①] [美]杰弗瑞·菲弗、杰勒德·R. 塞兰尼克:《组织的外部控制:资源依赖观点》,俞慧芸译,(台湾)联经出版事业股份有限公司 2007 年版,第 64 页。

[②] [美]杰弗瑞·菲弗、杰勒德·R. 塞兰尼克:《组织的外部控制:资源依赖观点》,俞慧芸译,(台湾)联经出版事业股份有限公司 2007 年版,第 65 页。

[③] [美]杰弗瑞·菲弗、杰勒德·R. 塞兰尼克:《组织的外部控制:资源依赖观点》,俞慧芸译,(台湾)联经出版事业股份有限公司 2007 年版,第 65 页。

格太高放弃购买特定的产品,有着经济层面的考量;然而,组织效能的概念不局限于出自经济动机的决策,其同时反映了对于组织所从事活动的效用,以及耗用资源多寡的评估。

本书把"组织效能"作为考察组织制度角色建构和实施行动结果的重要维度。关键的一点在于,组织效能的实现与否关乎组织生存的可能性,是组织能否与环境中不同主体保持相互依赖关系的重要指标。对于像医院这样的医疗服务组织而言,组织效能的实现具有十分重要的意义。我们可以从以下两个主要的方面来观察医疗服务组织的效能。

一方面是组织对社会以及服务对象(患者)的一般性认知期待或者社会规范所设定要求的回应或满足程度。医疗服务组织必须承担医疗服务的功能。比如,更大的临床规模(譬如床位数、员工数等)、更多的患者服务数量(门急诊总人数、住院总人数)、更高的业务收入和患者满意度,等等。这些都可以体现组织效能的提升;反之,则体现了效能的下降。[1]

另一方面则是组织对场域内相互依赖的其他组织或个体行动者提出的特定要求的回应或满足程度。对于公立医院这样的医疗服务组织的生存和发展而言,对地方政府所提要求的满足程度可能是其中最为重要的方面之一。地方政府会提出诸如提升医疗服务提供的质量、维护和提升医疗服务的公益性等要求。公立医院甚至是私立医院都不得不达到某种政府提出的制度角色要求,达

---

① 组织效能的这些指标实际上与医院等医疗服务组织的生产过程的"投入"和"产出"环节有关。在本书中,如床位数、人员数等"投入"指标也被运用于对组织效率的测量中。作为理论上的一种划分,组织的效能和效率提供了不同的组织绩效意义,可是在实践中常常表现为交织在一起的现象。

到相应的"行政性目标",从而获得自身生存和发展所需要的资源。除了满足政府的要求之外,医院还需要回应其他相依行动者,譬如其他的出资人、行业协会、医学院校等提出的要求。如若是高等院校的附属医院,那么组织还可能需要承担医学临床教学、行业人员规范化培训等更多的职责,对相应的"标准"或"计划"的实现程度就可以作为衡量医疗服务组织效能的又一个重要方面。

当然,除了通过度量组织效能的变化来观察制度变迁可能对组织造成的影响,我们仍然不能回避组织效率这一重要的绩效维度,毕竟效率展示了组织内部运作的有效性,亦可以借此衡量在制度环境的影响下,该组织对社会资源的利用、转化和配置的能力。本书对公立医院等医疗服务组织的组织效率的度量将会参考普力克与哈丁所总结的考量指标,以及国内关于医院效率测量的常用指标。理想的状况是,关于组织效率的所有可能的指标都得到观察和分析,但是由于数据可得性等原因,使得实际可搜集和分析的指标数据很有限。当然,通过对有限的证据加以审慎分析,仍然能够在一定程度上说明所要探讨的问题。总体而言,本书将会从两个大类来考察和度量医疗服务组织的效率,即:技术效率和配置效率。[①]

关于"技术效率"的解释,普力克等人有以下一段陈述[②]:

> 没有任何浪费的生产过程被称为是在技术上有效的。如果在不增加投入资源的情况下仅重组医院的现有投入要素就

---

①　这参考了普力克等人所做的分类。

②　参见[英]亚历山大·S.普力克、[美]阿普里尔·哈丁主编:《卫生服务提供体系创新:公立医院法人化》,李卫平、王云屏、宋大平主译,中国人民大学出版社2011年版,第69页。

能得到更多的产出，则该医院的运行是缺乏效率的。或者对于相同的产出，如果仍然能够削弱投入成本，那该医院也是缺乏效率的。

从上述关于技术效率的解释来看，技术效率实际上就是经济学传统所讲的效率，它常常意味着一种"成本—收益"分析。也就是说，更少的组织投入获得更多的组织收益构成了技术效率的核心要义。这种理解与普费弗和萨兰西克对于组织效率的认识很相似。普力克等人将对医院技术效率的测量划分成投入、过程和结果三个部分（见表3-1）。他们认为，只有对这三个部分一起实施考察，才能够有效地理解技术效率的高低情况。

表 3-1　技术效率指标

投　入	过　程	结　果
资金投入 ● 总收入 ● 总支出 ● 人员和药品支出	产能利用率 ● 病例组合校正的病床使用率（平均住院日、病床使用率、周转率） ● 病例组合校正的效能利用率	单位成本 ● 病例组合校正的次均门诊费用 ● 病例组合校正的手术费用 ● 病例组合调整的每位住院患者费用
物质投入 ● 医务人员（有资质的医务人员的数量、医务人员缺勤率） ● 医疗设备和用品的可得性和状态（可得和可用的必需品的百分比）	劳动生产力 ● 每位医生每天接诊患者数 ● 每位医生每天接待住院患者数	财务 ● 每位患者营业净盈余 ● 每住院床日营业净盈余 服务组合 ● 医院总收入（R） ● 边际成本（MC） ● $R_i/R_j = MC_i/MC_j$ 健康产出 ● 围产期死亡率 ● 病死率

注：为了在时间和预算限制下引导评估者，表中将较难或收集时花费较高的指标用**黑体字**加以区分，其余的是相对容易收集的指标，我们把这些指标分为全面的和快速的两类。通过这些提示，我们相信即使评估只收集了快速指标，其质量也是可靠的——以上为普力克、哈丁对此表的注释原文。

资料来源：依据普力克、哈丁（2011）提供的表格重新绘制而成。

　　本书中将会考察的医院技术效率指标包括："投入"部分的指标——总收入、总支出、药品支出总量、人员总数、床位数等；"过程"部分的指标——床位使用情况（平均住院日、病床使用率、床位周转率）、人员工作效率（人均的门急诊患者数、人均住院患者数）；"结果"部分的指标——患者就诊的均次费用（门急诊均次费用、住院均次费用）、医院净资产增长率、总结余变化等。其中的许多指标都已经在医疗服务组织、医疗卫生行业的理论研究和管理实践中被广泛运用。遗憾的是，其余的一些指标因为搜集数据上的困难等原因未做衡量。①

　　与技术效率不同的是，配置效率指的是"以'正确'的投入组合生产'正确'的产出组合"②。在普力克和哈丁看来，技术效率指的是"正确地做事"，而配置效率则指的是"做正确的事"。他们同样从投入、过程和结果三个部分来给出关于配置效率的指标（见表3-2）。从不同的投入组合到不同的产出组合，对相应指标的联合观察有助于我们更为完整地解释医疗服务组织配置效率的状况。需要注意的是，普力克等人所提供的配置效率概念，其内涵已经超出了普费弗等人对于组织效率的认识。一定程度上说，配置效率所关注的绩效部分与组织效能所指涉的对特定的功能性要求的回应（从事活动的效用，耗用资源多寡的评估）有着外延上的某种重合。即便如此，凭借对特定组合关系下的特定产出的测量，配置效率能够提供更多的对于资源配置有效性的认识。而这并不能

---

　　①　如"每位患者营业净盈余""每住院床日营业净盈余"等指标在H医院的实际运营中并没做统计，故相关数据难以获得和分析。这种困难在中国大部分公立医院的实践中可能都存在。

　　②　[英]亚历山大·S.普力克、[美]阿普里尔·哈丁主编：《卫生服务提供体系创新：公立医院法人化》，李卫平、王云屏、宋大平主译，中国人民大学出版社2011年版，第70页。

仅仅通过效能的测算来获得。

表 3-2　配置效率指标

投　入	过　程	结　果
物质投入组合 ● 医生/非医生医务人员 ● 员工/医疗用品 投入价格比 ● 医生工资/非医生医务人员工资 ● 公共部门医生工资/私人部门医生工资	内部配给机制 ● 价格机制 ● 非价格机制	使用费用、共付及其他的激励 ● 限制非社会功能服务的道德损害 ● 限制过度需求 ● 限制绕过初级卫生保健机构 ● 鼓励使用社会功能的服务 激励供方 ● 提高服务质量 ● 鼓励生产社会功能的服务 服务组合 自付费用（P） 医院总收入（R） $P_i/P_j < R_i/R_j$ 绕过初级卫生保健服务就医的患者数量

注：为了在时间和预算限制下引导评估者，表中将较难或收集时花费较高的指标用**黑体字**加以区分，其余的是相对容易收集的指标，我们把这些指标分为全面的和快速的两类。通过这些提示，我们相信即使评估只收集了快速指标，其质量也是可靠的——以上为普力克、哈丁对此表的注释原文。
资料来源：依据普力克、哈丁（2011）提供的表格重新绘制而成。

　　本书中将会考察的医院配置效率指标包括："投入"部分的指标——药品投入占总投入的比例等；"过程"部分的指标——价格机制/非价格机制等；"结果"部分的指标——药品收入占总收入的比例（即药占比，可用以观察组织内部人员的激励效应，衡量既定的生产组合方式是否鼓励"提高服务质量"、是否"鼓励生产社会功能的服务"）等。与上述技术效率的统计过程相似，其余的一些指标因为搜集数据上的困难等原因亦未能做衡量。[①]

　　值得关注的是，不管是技术效率，还是配置效率，实际上常常与医院的服务质量有关。一些分析指标——譬如"药占比"——

---

① 　许多指标因为实践中并未被记载和统计，因而无法作出观测。

在实践中经常被一些部门用于度量医疗服务的质量。本书不将"质量"单独进行测算①,它与"效率"间的紧密关系以及指标选择的重合性并不妨碍本书的研究,而且借此更能够丰富对组织效率相关指标测度的意义。

上述所提供的组织效能和组织效率的两大类指标将作为后面经验研究中医院组织绩效的考察与分析的维度。

第二节 资源依赖与组织行动

组织的绩效状况直接地与组织的行动有关,而组织的行动受到其所处的制度环境的影响。处于开放系统中的医疗服务组织可能扮演多种不同的制度角色,这是通过与组织所处的场域内的不同相依行动者间的互动关系来界定的。因而,资源依赖就成为解释组织行动和社会制度的实施效果以及制度变迁的形式与轨迹的重要的内生性参数。

一、资源依赖与相对权力

组织间的资源依赖关系等因素是如何影响组织行动过程的呢?为了给实证分析提供基础,这里仍需重述资源依赖路径的一些基本的理论假设,并对其作出必要的调整和补充。早在20世纪中叶,普费弗、萨兰西克等人就将资源依赖理论运用于对医院等组织的研究中。与新制度主义组织学者一样,资源依赖理论的倡导

---

① 事实上,正如普力克和哈丁所指出的,由于医疗服务过程的复杂性和专业性,以及服务结果的不确定性等原因,实践中测量"质量调整"的产出相当困难。

者认为,组织并不仅仅追求"效率"。该理论的主要贡献在于将权力关系的研究运用到组织的分析当中,重点考察组织管理与环境间相互依赖关系的活动(因此这一理论的倡导者有时也被称作组织研究的权力学派)。资源依赖理论的学者同意埃莫森(Richard M. Emerson)关于权力的理解,即权力并不是一种通用的能力,而是特定的需求和资源的函数。面对不同的交易伙伴,这个函数可能各不相同。[1] 譬如供应商的权力会因为其提供资源的重要程度(提供资源的价值大小)和可替代程度(其他替代资源的数量和获取成本的大小)的不同而不同。这种思路突破了一个行动者获得权力,必然会有另外的行动者失去权力的零和权力观,认为通过增加相互间的依赖程度,两个行动者可以相互拥有权力。[2]

那么,对于医院这样的医疗服务组织而言,有哪些资源可能构成它们与环境中相依行动者间权力关系形成的基础呢? 诚然,医疗服务组织生存所需的资源包括许多方面。在本书中,我们将医疗服务组织的资源主要分为两大类:物质资源与合法性资源。物质资源包括组织管理与医疗生产服务中所使用的资金、技术、人力、床位、设备等等[3];合法性资源[4]则包括法律、法规、政策、行业

① R. M. Emerson, "Power-dependence Relations", *American Sociology Review*, Vol.27, No.1, 1962, pp.31-41.

② [美]W. 理查德·斯科特、杰拉尔德·F. 戴维斯:《组织理论——理性、自然与开放系统的视角》,高俊山译,中国人民大学出版社 2011 年版,第 267 页。

③ 如人力、技术等资源,既可能被视作有形的物质资源,也可能以无形资源的形式而存在。特别是人力资源,既可能被当作生产资料,也是关键性的生产主体。在这里,主要强调人力、技术等资源对实现组织管理与医疗生产服务的基础性作用。

④ 在许多新制度主义组织社会学家看来,合法性是一种社会层次或场域层次的组织现象。往往一种制度或组织的形式被不断地模仿、重复实施就意味着这样的制度或组织形式更具有合法性。但是已经有许多学者指出,这种去除了个体行动者主观过程的合法性概念存在着与实践不相符合的错误。为了经验研究以及形成系统性分析框架的需要,本书将合法性也当作一种组织生存的可以被交换和建构的资源。关于这一点,将在后面的章节进一步得到阐释。

规范、社会认可度(譬如政府评价、患者满意度)①等等。由于不同的行动者对医疗服务组织所提供的资源的重要程度和可替代程度不同,所以它们的相互依赖程度是有差异的。

依照普费弗和萨兰西克的划分,我们可以将医疗服务组织与环境间的相互依赖关系分成两类。

一类是共生性相依关系。这指的是焦点组织与相依组织之间不存在直接的竞争关系,它们彼此之间提供了各自生存所需的重要资源。例如,公立医院与政府之间的关系就是一种典型的共生性相依关系。公立医院生产医疗服务,满足民众公共服务的需求,回应了政府的政治性目标;政府则为公立医院提供资金、政策、法律等方面的支持。

另一类是竞争性相依关系。这指的是焦点组织与相依组织之间是竞争性关系,可它们都努力从对方那里获取生存所需要的不同种类的重要资源。譬如,公立医院与其同行在医疗服务市场上可能是竞争对手,而在职业训练、临床技术改进等方面可能成为相互学习和交易的对象。

概括地说,这两类相互依赖关系都建立在组织对不同资源的需求和组织间实施交换的基础上。差异性的资源依赖关系表现出不均衡的状态,组织间的权力关系便成为组织行动的动力和中介。②

如前所述,资源依赖理论家承认,"组织是受到环境的控制和

---

① 此处的"政府评价"和"患者满意度"并非是前文所指的理论研究和分析中所使用的某种组织效能的观察指标(尽管它们是相关的),而是指社会实践中,这种外部行动者的评价给组织生存所提供的合法性资源。

② 尼可拉斯·卢曼将权力作为社会系统运行的一种中介,或称"作为交往媒介的权力"。参见[德]尼可拉斯·卢曼:《权力》,瞿铁鹏译,上海人民出版社 2005 年版,第 15 页。

限制的",尽管如此,"控制和限制组织的环境,是由组织参与解读而来的",即所谓的"议定(enactment)环境"。这意味着作为行动者的组织与环境之间实际上是一种互动关系,组织可以主动地、有效地管理、形塑和改变其所处的环境。而决定组织如何解读环境的影响因子并不仅仅基于外部的客观环境条件,也"深受组织内部咨询系统、权力分配所影响"。"组织的咨询系统和权力分配又取决于谁能为组织解决环境中重大的不确定性"。所以,真正关键而且不可忽视的是组织里的成员是有自主性的,他们是为争取自身利益得到满足而"奋战不懈"的行动者。在解决重大的不确定性而获得权力后,通常在位者会采取一系列的措施,来确保自己在组织中的权力,此即所谓的"权力制度化"。组织权力制度化的程度越高,环境就越无法预测和解释组织的活动和行为。也就是说,环境影响组织行动的这种关系,会受到组织权力制度化的干扰。

值得注意的是,上述所指的"权力制度化"仅仅是一种组织内部权力的制度化过程。也即是说,虽然资源依赖理论家将权力因素用于分析组织这样的行动者之间的交互关系,可是他们给出的"权力制度化"的概念却更多的是一种组织内部的现象。而在制度创新与扩散的过程中,政治性的活动常常发生在组织与环境之间的交互过程中,而不只是出现在组织内部。[①] 组织在面临重大的战略决策时,实际上总是更深刻地受到外部环境的影响,特别是组织与外部相依组织之间关系的影响。在这种情形下,一套制度

---

① 实际上,资源依赖理论并不能算是狭义上的制度变迁方面的理论。可是资源依赖的分析对于解释医疗服务领域地方性的制度变迁现象具有十分重要的意义。这也正是本书试图将资源依赖理论与制度分析结合起来的缘由之一。

方案能否以及如何实现关乎多个行动者之间的权力关系。因而，在承认对于权力的分析有必要扩展至组织间关系层次（甚至场域层次）的同时，还需将"权力制度化"的现象也纳入到这种中观层面的考察中。

虽然在一些学者看来，这可能将超出资源依赖理论的传统分析视野，但本书依然沿袭普费弗、埃莫森等人关于权力的定义——权力是一种相对关系，是特定资源和需求的函数。需要进一步明确的是，一种组织间关系层次或场域层次的权力制度化现象更强调了多方相互依赖关系的结构化过程（譬如医院建立正式的行业同盟），而不仅仅关乎单一组织内部的权力的结构化状态。这种被结构化的相互依赖关系为组织的生存提供了稳定性。接下来将要探讨的就是这种权力结构化过程的可能实现方式。

二、管理资源依赖的行动

既然权力具有交互性，组织之间的依赖关系可能产生变化，那么为了自身的生存，作为行动者的组织如何来管理资源依赖关系呢？

如前文已做的回顾，普费弗、萨兰西克考察了医院组织的经理人的继任，或是与其他相依组织之间相互兼任董事等"适应性"的行动。[①] 他们认为，这类克服环境限制的行动策略虽然不会总是有用，但有时的确能够发挥关键性的作用。而诸如制度等环境因素，是通过作用于组织的权力分配来影响组织的行动和结构的。在此过程中，作为组织与环境间中介的管理者不只需要为争取资

---

① J. Pfeffer and G. R. Salancik, *The External Control of Organizations: A Resource Dependence Perspective*, New York: Harper & Row, 1978, pp.158–206.

源、控制产出而扮演回应性和权衡性的角色,而且需要为组织的生存延续扮演好一种规范和认知层面的象征性角色。可以发现,他们的分析重点已从医疗服务组织追求效率的内部管理行为扩展至组织回应外部社会环境的种种策略,同时将物质资源因素和文化认知因素结合起来加以考虑。在本书中,医疗服务组织所需的资源不只是物质资源,而且还包括合法性资源,这使得组织管理资源依赖关系的活动可能展现出更多的实践形式——特别是关于合法性资源的交换活动。

在塔尔科特·帕森斯(Talcott Parsons)看来,环境的愈益复杂化使得环境对组织提出的要求也越发不一致。在此情况下,组织的合法性经常受到质疑。[1] 当面对不同的外部行动者提出的要求时,获取合法性对于组织的生存而言就是必不可少的。新制度主义的组织社会学家更强调了社会层次或场域层次的合法性消长的现象。[2] 如果不只是将合法性当成一种外在的客观化过程,而将其作为一种组织生存的必要资源,那么就需要注意,合法性是一种更明显的可以由组织自身来加以主观建构的资源[3]——尽管建构的过程依赖于组织与环境间的谈判和达成共识。也就是说,组织参与解读和定义的能动性行为会影响合法性资源的交换活动。

相对而言,像资金、技术、医疗设备这样的物质资源则显得更加客观化,主要依靠医疗服务组织从自身的生产活动以及与环境的交易活动中来取得。若将合法性的建构也视作一种生产性的或交易性的活动,那么也就使得这种管理合法性资源的行动与管理

---

① [美]塔尔科特·帕森斯:《社会行动的结构》,张明德、夏遇南、彭刚译,译林出版社2012年版,第716—786页。

② 关于合法性同形现象的新制度主义观点在下面章节再详细说明。

③ 资源依赖理论的一个基本假设是,组织无法生产自身所需要的所有资源。

物质资源的行动具有了某种一致性。更重要的是,无论是管理合法性资源的活动,还是管理物质资源的活动,它们都具有管理资源依赖的行动策略的一般性特征。

依据资源依赖理论的正典,在组织间的资源交换活动中,组织会主动采取特定的策略来降低对其他相依组织的过度依赖,尽力消减相互依赖中的不对称现象,使双方的权力关系达到均衡状态。本书将此称为资源依赖的动态均衡效应。即:当组织 A 依赖于组织 B 时,为维持生存的稳定性,组织 A 会通过实施行动以保持与组织 B 关系的均衡。这是一个动态过程,实际上并不能找到一个明确的均衡点。在某一个时间节点上,行动者之间可能会由于依赖程度不同而产生出权力的不平衡现象,甚至可能导致单边的垄断结构。尽管如此,在动态的交换过程中,这种不平衡性的状态会趋向或接近于均衡的状态。[1] 而只有当组织间不存在相依关系或者组织无法采取回应行动时,这种动态的均衡才无须或无法实现。[2]

一般而言,当行动者 A 与行动者 B 之间的相互依赖关系存在不对称时,行动者 A 可通过降低自身对行动者 B 的依赖程度或者增加行动者 B 对自身的依赖程度来实现相对的均衡。参照资源依赖理论的建议,依据资源的重要程度(资源的价值高低)和资源供给的可替代程度(资源的供给数量和可获得性),这两类管理资

---

[1] 有论者认为,动态的均衡是一种对不均衡状态的"打破"。笔者对这样的假设不甚同意。由于交换活动本质上是一种动态的行动,所以本书认为,资源依赖的动态均衡是动态的交换活动趋向或接近于均衡的状态,而非静态的对称性的状态。参见张咏梅:《政府—企业关系中的权力、依赖与动态均衡——基于资源依赖理论的分析》,《兰州学刊》2013 年第 7 期。

[2] 因而,在笔者看来,资源依赖的动态均衡更多地适用于解释那些长期处于同一场域中的不同组织间的互动关系。

源依赖关系的行动又可以各自划分成两种类型,从而形成了四种可实现相依均衡的组织行动策略(见图3-1)。

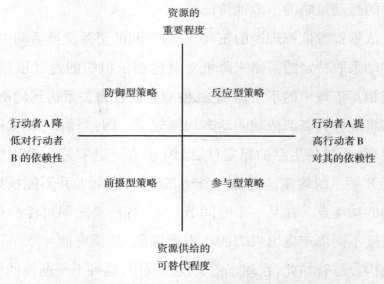

图 3-1 行动者 A 管理资源依赖的行动策略

资料来源:依据资源依赖理论以及张咏梅(2013)提供的分类重新整合。

防御型策略(Defensive Strategy)是指行动者 A 试图降低行动者 B 所提供资源的价值。当行动者 A 过于依赖行动者 B 的时候,行动者 A 可以通过降低行动者 B 所提供资源的价值,来减少自身对行动者 B 的依赖程度。例如,卫生行政部门或行业协会可以通过制定新的行业标准或规范来降低某个医院所提供服务的价值。反过来,医院也可以通过自身技术的改进或业务的拓展来降低既定的行业标准对自身发展的束缚。此类行动策略的假设是:行动者 A 与行动者 B 之间的相互依赖关系越不均衡,行动者 A 就越可能通过自身的行动来降低行动者 B 所提供资源的价值。

前摄型策略(Proactive Strategy)指的是行动者 A 试图寻找行动者 B 所提供资源的替代品。由于在双方的交换关系中,行动者

B拥有相对的权力优势,从而形成了双方关系的不均衡,此时行动者A可以通过寻找替代资源(或替代的资源供给渠道)的方式来降低自身对行动者B的依赖程度。比如,在医疗服务领域的实践中,医院通过不断地拓展业务边界,开拓新的市场区块,以降低自身对某一批消费群体或某一个市场区块的过度依赖。再如,卫生行政部门可以通过扶植一些实力较弱的医院或者支持引入更多的非医院类的医疗服务机构,来降低自身对某个强势医院的过度依赖。此类行动的假设是:行动者A与行动者B的相互依赖关系越不均衡,行动者A越有可能寻找行动者B所提供资源的替代品。

反应型策略(Reactive Strategy)是指行动者A试图提高自身提供给行动者B的资源的价值。也就是说,在双方的相互依赖关系中,行动者B具有相对的权力优势,为了实现均衡的相互依赖关系,行动者A通过提高其所提供的资源价值的方式,来提高行动者B对自身的依赖程度。譬如,医院以加强医疗服务水平、拓展医疗服务规模等路径来满足社会(譬如患者这样的微观行动者)的需求。地方政府或卫生行政部门则可以通过强化某项政策的重要性来换取医院对自身的更高的依赖程度。此类行动策略的假设是:行动者A与行动者B的相互依赖关系越不均衡,行动者A越有可能提高其所提供给行动者B的资源的价值。

参与型策略(Anticipatory Strategy)则指的是行动者A设法减少其所提供资源的替代品。由于行动者B可能同时与A1、A2、A3等行动者产生相互依赖关系,倘若行动者A1可以减少可替代的资源数量或降低其他资源供给者与行动者B的相互依赖程度,那么就有可能相对提升行动者B对自身的依赖程度。在医疗服务领域的实践中,一个常见的情形是,医院通过参与行业协会来与政府监管部门进行讨价还价。由于医院的同行机构都可以向政府部门提供其所希望得到的某种资源（如满足公共服务需求的一定标准），其中的某一个医院就可能通过加入联盟或协会的方式，尽量减少或控制其他医院同行与政府部门进行交易时的资源供给水平，以此来相对提高政府部门对自身的依赖程度。此类行动策略的假设是：行动者 A 与行动者 B 的相互依赖关系越不均衡，行动者 A 就越有可能减少其所提供资源的替代品。

有学者将"战略导向"作为影响组织行动策略的重要维度，并以"交易型"和"关系型"对组织行动的战略导向进行划分。① 她认为，"防御型策略"和"反应型策略"表现出"交易型"战略的特征，即将行动者间的关系视作"市场中的一次买卖"，仅为"解决某一具体问题时"才产生这种互动关系；"前摄型策略"和"参与型策略"则表现出"关系型"战略的特征，即行动者间试图"建立一种稳定的长期良好合作关系"，即使没有具体需求，行动者也会重视对关系进行"投入"。

然而，这种分类可能误解了资源依赖理论关于行动者间管理资源依赖的本质特征的叙述。即便不论"交易"本质上也是一种"关系"，或者"关系"的维持也可能是"问题"导向的，实践中的四种行动策略也都可能在不同的战略定位下出现，更何况资源依赖理论原本更多地着眼于社会政治性的行动，而非传统经济学中所谓的市场买卖的行为。以上偏误或许与该论者以企业行为作为主要考察对象有关（实际上，在资源依赖理论家看来，企业等市场主体也会采取社会政治行动）。本书保留资源依赖理论提供的两个分析维度：资源的重要程度与资源供给的可替代程度。它们更确

---

① 张咏梅：《政府—企业关系中的权力、依赖与动态均衡——基于资源依赖理论的分析》，《兰州学刊》2013 年第 7 期。

切地解释了对四种类型进行阵营划分的理由。

依据上述说明，当行动者 A 过于依赖行动者 B 时，行动者 A 可通过"防御型策略"或"前摄型策略"来降低自身对行动者 B 所提供资源的依赖程度，也可以借助"反应型策略"或"参与型策略"来提高行动者 B 对自身所提供的资源的依赖程度。虽然以上四种行动策略的实施方式有所不同，但目的都是实现或维持行动者 A 与行动者 B 之间的相互依赖关系，使双方的相互依赖趋向均衡的状态。这种资源依赖动态均衡的组织行动过程为制度变迁尤其是场域层次的制度变迁过程提供了一种微观的基础。需要进一步回应的问题是，在资源依赖因素的影响下，制度变迁究竟是以何种机制呈现为一个系统、完整的过程的？

第三节　资源依赖与制度变迁

为了研究制度变迁影响下的医疗服务组织的行为和绩效，本书试图从制度变迁的过程本身，来寻求对相关因素的更为充分的考察。以下所探讨的三种变迁机制的理论解释为制度变迁过程的系统框架的形成提供了依据。值得注意的是，尽管本书将资源依赖因素作为主要的考察变量，但是理性选择路径和制度同形路径也在各自的层面提供了参考意义。我们需要做的是，如何将各种逻辑进行分梳甄别，并适当定位与整合。

一、三种变迁的机制

从改革开放后国家所推行的公立医院改革政策来看，它实际在一定程度上仿照了西方国家的"新公共管理"改革方案。作为一种改革的"运动"或"思潮","新公共管理"背后的理论主张是建议在政府等公共部门广泛采用私营部门成功的管理方法和竞争机制，重视公共服务的产出，倡导政府应该"掌舵而不是划桨""授权而不是服务"①。如若采取这种治理模式，那么政府对医疗服务领域的直接干预就会减少。医疗卫生政策的执行成效在很大程度上依赖于公立医院这些直接的服务提供者的活动（尽管政府仍旧需要扮演监督者的角色）。

倘使要依据委托代理理论等所提出的"仅对结果实施控制，淡化过程控制"的原则来推行改革，那么医疗服务组织就必须像遵循市场经济规律的企业一样，学会更有效率地生产和经营；政府及相关部门则必须在为服务生产主体提供必要资源的基础上，掌握充足的绩效控制和监督的能力。可以说，委托代理理论、公共选择理论、交易成本经济学、产权理论等组织经济学理论对医疗服务领域的实践产生了重要的影响。无论如何，中国各地的改革实践鲜明地体现了这样的趋势。比如，"管办分离"强调公立医院在很大程度上享有管理的自主权，在经济激励下科学经营，为合理发挥市场竞争的资源配置效用提供组织基础；更强调政府担负起必要的主体责任，通过机构分开等手段，将其行业管理角色与举办者角色加以分离，以实现更高效的行政，保障公立医院切实履行公益性责任。

在关于医疗服务领域的制度变迁研究中较为流行的理性选择

---

① ［美］戴维·奥斯本、特德·盖布勒：《改革政府：企业家精神如何改革着公共部门》，周敦仁等译，上海译文出版社 2006 年版，第 1—42 页。

路径也正是以这些组织经济学理论为基础的。① 这一理论路径一般都假设个体行动者、组织或其他的集体行动者都是追逐自身利益最大化的"理性经济人"。一定的制度或组织结构意味着一定的行为模式或绩效，它们是实现效率的工具。在对行动者或集体行动者（如组织）的行为进行分析的时候，这些理论常常借助一些惯用的解释模型，譬如博弈论等等。威廉姆森（Oliver Williamson）、诺思等新制度经济学学者还十分强调交易成本在制度变迁和组织塑造中的作用。

依循这种思路，国内主流的关于公立医院改革的制度分析主要关注既定制度对医疗服务提供所造成的影响、对各类行动者行为的塑造作用。② 也有一些论者尝试以制度变迁为主题，通过借用诺思的理论来分析公立医院改革的制度变迁方式、面临的问题以及对策选择。③ 虽然这些研究已经开始重视对行动者的"能动性"进行考察，但是对行动者实践过程的经验研究仍然很少。并且，出于制度设计的考虑，这些理论研究成果往往带有功能主义的倾向。不论是经济学领域，还是政治学领域，选择这一路径的学者所面临的共同问题在于，对人类理性的过度化制约致使他们对行动者行为的解释在面临复杂的实践时存在着明显的限度。虽然这

① 参见［美］W. 理查德·斯科特：《制度与组织——思想观念与物质利益》（第 3 版），姚伟、王黎芳译，中国人民大学出版社 2010 年版，第 32—42 页。

② 参见王长青：《公立医院体制改革的理论分析与实证研究》，华中科技大学 2008 年博士学位论文；匡莉：《公立医院规模持续扩张机制与调控策略——理论模型与实证研究》，中山大学出版社 2011 年版，第 72 页；邹婧睿：《我国公立医院多元监督模式及其实现策略研究》，华中科技大学 2012 年博士学位论文；顾昕：《公立医院去行政化——组织和制度变革》，《中国公共政策评论》2017 年第 1 期。

③ 参见李霞：《公立医院改革的制度变迁分析与对策》，《人民论坛》2010 年第 11 期；夏冕：《利益集团博弈与我国医疗卫生制度变迁研究》，华中科技大学 2010 年博士学位论文。

些理论能够为制度设计提供较为简便的模型,但是它们无法很好地解释为什么在实践中有一些组织或个体行动者的行为没有按照制度设计的预期而发生,为什么有一些组织能够建立起新的制度,而另一些却不能等问题。

为了弥补理性选择路径的缺陷,有部分新制度主义学者试图重新对制度与组织作出理解和诠释。与强调经济理性和自利行为的经济学理论不同的是,组织分析的新制度主义开始将目光转向制度过程中的"文化—认知性"因素。迈耶和罗恩关于"作为理性神话和仪式的制度化组织"的著名论断引领了对组织"同形"现象的学术研究。许多制度学研究者都致力于考察因制度扩散作用而导致的组织间的相似性。他们沿袭了社会学家关注政治、文化变量的传统,强调一种因合法性机制而导致的组织"同形"现象。

迪马吉奥和鲍威尔(Paul J. DiMaggio 和 Walter W. Powell)曾给出这种组织同形机制的三种类型:强制性扩散机制、规范性扩散机制和模仿性扩散机制。斯科特对制度的认识沿袭了二人的观点,并提炼出了三种制度的基础性要素:规制性要素、规范性要素和文化—认知性要素。在他对医院组织的经验研究中,着重考察了制度环境变迁所引起的合法性来源的变化对医疗服务组织的结构和行为的塑造作用。[①] 相较于那些强调组织的物质利益和效率机制的学者,新制度主义组织学者更强调文化过程及合法性变量在制度变迁中的重要影响。这类关于制度同形效应的分析框架对解释改革开放以来中国公立医院地方改革的创新扩散现象有望产

---

① 参见[美]马丁·瑞夫、W. 理查德·斯科特:《组织合法性的多维模型:制度环境变迁中的医院生存》,载张永宏主编:《组织社会学的新制度主义学派》,上海人民出版社 2007 年版,第 102—133 页。

生显著的效用——尽管从国内现有的文献来看，对这种现象的考察仍然不够具体和深入。①

值得注意的是，由于这些新制度主义组织学者一般更注重研究制度对组织的影响，对作为行动者的组织在制度变迁中的作用和表现的关注较少，所以他们对制度变迁与组织实践的多样性的认识不可避免地存在着缺陷。虽然与主流的理性选择路径一样，已经在制度变迁与医疗服务组织的研究中产生了不小的影响，但是它们的适用性仍然是有限的。

改革开放以来，中国医疗服务领域所历经的渐进式改革一般被视作一种在中央力量和地方力量共同作用下发生的过程。可不容忽视的是，无论是借用理性选择理论对"经济激励"的成果作出解释，还是通过制度同形模型对"政策示范"的效应进行说明，实际都仅仅是关于改革动力源的其中一种注解。更何况，如若场域的解构和市场化趋势的增进能够提升公立医院等微观行动者的自主性、拓宽其参与博弈的空间，那么这种观点就可能与强调中国公立医院的"制度化组织"特征的假设存在着理论分析上的某种矛盾。

问题的关键是，实践中的那些医疗服务组织究竟是如何回应和诠释这种制度变迁的过程的。一项制度变迁的发生除了由医院等微观行动者的内在动机和国家或社会层次的外在压力所驱使，还关涉到一个地方性的实践过程。这种行动者的地方性实践过程会受到许多其他的环境因素特别是地方行动者之间的互动和依赖关系的影响，而这些因素（甚至可能是产生阻力的因素）事实上与

---

① 也正因如此，本书借助新制度主义组织社会学关于合法性同形现象的分析工具，希望能够带来一种新的、有效的尝试。

公立医院等组织能否最终实现"改革"有直接、紧密的关联性。不可否认,资源依赖理论的创立即是西方学者为了回应此类问题的一种有益的尝试。

虽然在现有的文献中对中国公立医院与其他微观行动者之间相互依赖关系的研究不在少数,且大部分学者都承认权力等因素对医疗服务组织的生存和发展产生重要的影响,但是在中国学界,借助资源依赖理论对医疗服务领域展开研究的可谓罕有。大部分的文献仍然是从理性选择路径出发所获的研究成果。它们将权力当作行动者的一种实体属性,而非行动者间的一种相对关系。这些研究围绕地方政府、医管部门、公立医院及其领导人的经济动机而展开,着重于分析在既定的制度框架下公立医院改革的动力和阻力。

如前所述,已经有不少观察者强调,公立医院等医疗服务组织与政府主管部门之间在资金、人事等方面存在着强烈的相互依赖关系,它们甚至通过一些"政治性"的社会过程(主要是正式的)对制度或政策执行造成影响。也有部分研究成果把管理体制和委托代理结构作为重要的参数,将分析聚焦于医院组织与管理部门之间的关系,以及它们各自的行为动机。[①] 但是这些研究还没有真正给出关于组织行动或组织间互动"过程"的说明。有一些研究者开始运用公共选择理论和新制度经济学来分析行动者或利益集团之间的博弈及策略性行为。[②] 他们的研究重视制度的规制性要

---

① 参见李璐、方鹏骞:《基于政府行为视角的公立医院政府监管困境解析》,《中国医院管理》2011年第8期;张丽、熊季霞:《公立医院治理结构中医院经营者代理问题的博弈分析》,《医学与社会》2013年第4期;刘自敏、崔志伟:《多委托人多任务框架下的公立医院监管分析——基于利益集团角度》,《制度经济学研究》2018年第3期。

② 参见王前强:《利益集团博弈与公立医院产权制度改革》,《卫生经济研究》2006年第6期;夏冕:《利益集团博弈与我国医疗卫生制度变迁研究》,华中科技大学2010年博士学位论文。

素,强调制度设计对组织行动的塑造,以及行动者如何通过理性策略选择,在既定的规制系统下实现利益的最大化,但对制度的规范性和文化认知性要素的研究仍然显得不够充分。

　　而如果不能对公立医院与不同组织之间的互动(包括非正式的交易)过程作出更具体细致的考察,那么就无法完整地说明行动者间的相互依赖关系,进而也不能真正理解医疗服务领域制度变迁的实践逻辑。考虑到国内现有研究的此种缺憾,有必要以过程研究为进路,在结合理性选择和制度同形两种视角的同时,引入资源依赖关系的分析(见表3-3),对制度变迁中的中国公立医院的地方性实践做更充分的考察。

表 3-3　关于制度变迁机制的三种理论模型

理论模型	主要考察的变量	关于变迁的定义	主要的分析层次
理性选择机制	更重视物质利益和资源约束对行动者的影响,强调制度作为外部变量的规制性作用	行动者在追求自身经济利益最大化过程中博弈选择的结果	组织层次
制度同形机制	聚焦于所在场域中的社会规范、文化观念对行动者的塑造作用,特别是合法性对组织生存的重要意义,重视制度的扩散作用和组织间的同形现象	一种共有的制度逻辑或社会规范日益客观化的过程	组织场域层次或社会层次
资源依赖机制	聚焦于组织间的相互依赖关系,特别是权力关系对组织的结构和行动的影响	行动者管理与环境之间资源依赖关系的一种过程或结果	组织层次

资料来源:笔者自制。参考了斯科特关于制度与组织的研究(2010)以及斯科特团队(W. R. Scott, et al.,2000)对医疗服务组织的研究。

二、一个系统性框架

将理论用以经验解释的一个关键问题在于,如何将资源依赖因素置于一个合适的位置,如何将不同的分析要素和变量纳入到一个统一的框架中。

诚然,资源依赖理论与上述两种理论模型的分析重点有所不同(见表 3-3)。理性选择机制关注组织经济理性的行动,经济学家所强调的"资源的稀缺性"是其隐含的假设。而实际上,组织之间并非只有竞争性这样一种关系,除了追求"效率"这样的内部性目标,组织——尤其是像医院这样的高度依赖于技术环境和制度环境的复杂组织还必须回应来自环境的不同需求①,从事更多的"政治性活动",组织之间可能建立起联盟与合作关系。

如前所述,若能够重新定位"理性"等概念的含义,那么资源依赖的视角就有望成为理性选择路径外的有益补充。当下呈现出的一个重要趋势即是这种理论研究路径之间的交汇与融合。已经有许多制度学者认识到,越来越多的医院需要在重视行业规范和社会评价的同时,学会科学、高效地从事生产、经营性的活动,并借助横向或纵向一体化的战略来管理对环境的依赖关系。因而结合资源依赖理论家的建议,可能为更充分地解释制度变迁与医疗服务组织间的关系提供帮助。

另外,还需注意分析层次的问题。不可否认,一些研究成果所呈现的结论之间的"矛盾"可能一定程度上源于它们在分析层次上的差异性。斯科特曾经借用迈耶等人关于"变迁"(change)②的

---

① 参见[美]马丁·瑞夫、W. 理查德·斯科特:《组织合法性的多维模型:制度环境变迁中的医院生存》,载张永宏主编:《组织社会学的新制度主义学派》,上海人民出版社 2007 年版,第 102—133 页。

② 在斯科特等人(2000)的研究中,并未对组织与制度之间做十分严格的区分。制度的"变迁"(change)既是外在于组织的一种外部环境的变化,也是一种内生性的组织行动过程。因而,这里的制度"变迁"的理论工具分类也可视作一种关于组织"变革"的理论工具的分类。本书对"变迁"的理解与他们的用法基本一致。

理论工具的分类框架对医疗服务组织做过系统的研究。[①] 他们试图将上述几种理论模型分别定位到一个合适的分析层次中加以运用。在他们看来,资源依赖模型和理性选择模型相对而言更偏重于组织层次的分析,而制度同形模型则主要聚焦于组织场域层次的分析。[②] 这三种理论模型都可被运用于对增量式变迁(incremental change)的解释——尽管前两者更强调组织层次的适应性的行动过程,而制度同形模型则聚焦于场域层次的进化过程。[③]

因此,如若能够将这些分析工具置于一个合适的范围或层次加以运用,那么它们就有可能为解释改革开放以来中国医疗服务领域所历经的"渐进式"的制度变迁过程提供帮助。事实上,关于分析层次的问题,本书在前面已经就"权力制度化"的现象进行过相应的探讨。本书将会把资源依赖关系的研究从组织的层次更多地延伸至组织间关系层次或场域层次。就还原制度变迁的过程而言,这样的拓展无疑是可欲的。

进一步说,我们需要一个更具系统性的分析框架。如若结合斯科特给出的关于制度创新与扩散过程的框架(见图3-2)[④],那

---

① W. R. Scott, M. Ruef, P. J. Mendel and C. Caronna, *Institutional Change and Healthcare Organizations: From Professional Dominance to Managed Care*, Chicago: University of Chicago Press, 2000, pp.30-68.

② 在迈耶等人给出的分类中,合法性同形的现象是在一个组织场域的层次上(实际还包括了更为宏观的社会层次)被观测和分析的。而在本书的框架中,更多的是强调将场域作为一种多种相依组织的集合,场域提供了组织间互动的平台。

③ W. R. Scott, M. Ruef, P. J. Mendel and C. Caronna, *Institutional Change and Healthcare Organizations: From Professional Dominance to Managed Care*, Chicago: University of Chicago Press, 2000, p.69.

④ 参见[美]W. 理查德·斯科特:《制度与组织——思想观念与物质利益》(第3版),姚伟、王黎芳译,中国人民大学出版社2010年版,第200页。

么外部的制度环境因素必须经由一种政治性的活动才能影响组织行动,实现"组织化"的过程。这里既关涉从上到下的"强迫"过程,也关涉从下到上的"谈判"过程。社会制度的各种"模型"与"方案"(社会层次)通过这种上下互动的过程而被建构成实际的"活动"。这个框架的重要贡献就是给出了一种多层次的系统分析的可能性。从社会层次到场域层次,再到组织层次和个体行动者,制度创造和扩散的过程是一种多维度之间相互影响的历史现象。

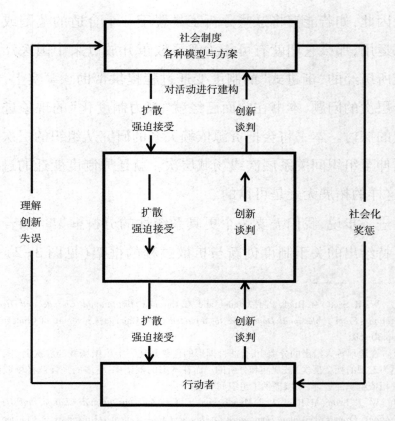

图3-2　从上到下与从下到上的制度创造与扩散过程

资料来源:依据斯科特(2010)的图重新绘制而成。

关于组织化过程及医院组织绩效的分析则可以借助普力克和哈丁关于医院管理改革的评估框架中所提供的考察指标（见图3-3）。该框架假定，组织行为的变化会带来组织绩效状况的改变，而组织行为的变化是在"外部环境"因素和"干预组织变革"过程的共同影响下产生的。"干预组织变革"的五个维度（授予决策权、市场进入程度、实施剩余索取的状况、加强可问责性、明确并保障社会功能）构成了组织变革的五种特征。本书补充的假定是，制度环境的改变将经由资源依赖的过程而影响这种制度变迁的组织化过程，并经由影响组织变革的有效性来影响组织行为及其绩效。[①] 而且，正如普力克、哈丁等许多学者已经注意到的，在实践

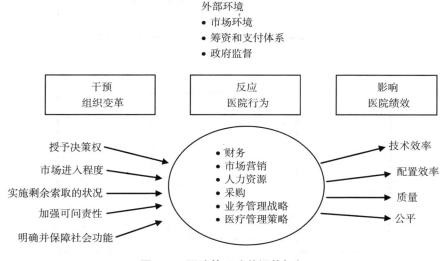

图3-3 医院管理改革评估框架

注：普力克和哈丁的"影响医院绩效"维度包括了"技术效率""配置效率""质量""公平"四个方面。而在本书中，并不将"质量"和"公平"单独进行观测。本书的医院绩效观测指标主要是"组织效能"，以及"技术效率"和"配置效率"这两项"组织效率"指标。

资料来源：依据普力克和哈丁（2011）的图重新绘制而成。

---

① 前文已经借助普力克和哈丁的成果，给出技术效率和配置效率的相关测量指标。

中,许多变量总是交织在一起对医院的绩效状况产生作用——不论是"干预组织变革"的直接过程,还是影响组织行为的"外部环境"因素。

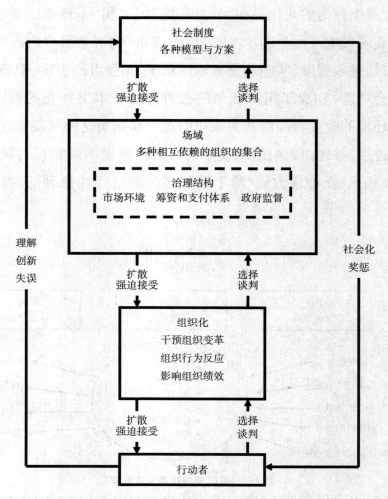

图3-4 医疗服务供给领域的制度创新与扩散过程

资料来源:主要依据斯科特(2010)的"从上到下与从下到上的制度创造与扩散过程"框架和普力克、哈丁(2011)的"医院管理改革评估框架"修改、整合而成。

为了将制度化和组织化两种过程统一起来,整合到一个连续性的逻辑框架中,本书将斯科特的"从上到下与从下到上的制度创造与扩散过程"框架与普力克、哈丁的"医院管理改革评估框架"进行修改与整合,从而形成了"医疗服务供给领域的制度创新与扩散过程"的系统框架(见图3-4)。按照斯科特的表述,"治理结构"是场域中实施控制的公共系统与私人系统、正式系统与非正式系统的结合。[1]　因而,本书将"治理结构"置于"场域"之"内"。"治理结构"的组成部分依据普力克、哈丁提供的关于医院的"外部环境"的分类——尽管它们主要指的是正式系统。[2]　值得注意的是,他们关于"治理结构"的原意仅仅指的是"政府监督"。此处按照斯科特的广义用法,将"外部环境"的其他两部分都纳入到"治理结构"中。"组织化"的过程仍旧依据普力克、哈丁提供的关于医院管理改革的分析维度。[3]

在这个医疗服务供给领域的制度创新与扩散过程的系统框架中,"组织场域"处于制度变迁活动的核心区块。如前文所述,斯科特曾经在制度变迁与医疗服务组织关系的研究中,从制度逻辑、制度行动者和治理结构三个维度来考察医疗服务组织所处的制度环境的变化。在本书给出的分析框架中,组织所处的制度环境同样包含了这三个方面的内容。而"组织场域"则表征了组织行动的最为主要的制度环境。各种制度逻辑和共有观念、行动者及控制它们的治理系统都在场域内表现得最为直接和活跃。关键的是,行动者(组织)不但会受到制度环境的作用,而且行动者(组

---

① 参见[美]W. 理查德·斯科特:《制度与组织——思想观念与物质利益》(第3版),姚伟、王黎芳译,中国人民大学出版社2010年版,第212页。

② 参见[英]亚历山大·S. 普力克、[美]阿普里尔·哈丁主编:《卫生服务提供体系创新:公立医院法人化》,李卫平、王云屏、宋大平主译,中国人民大学出版社2011年版,第61页。

③ 参见[英]亚历山大·S. 普力克、[美]阿普里尔·哈丁主编:《卫生服务提供体系创新:公立医院法人化》,李卫平、王云屏、宋大平主译,中国人民大学出版社2011年版,第61页。

织）能够参与到对制度环境的解读和定义活动中，通过发挥能动性来影响和塑造制度环境。可以说，最终成为"实际的活动"的各种社会制度的"模型"与"方案"不得不通过场域层次的资源依赖过程来实现。

由于场域是"多种相互依赖的组织的集合"，所以无论是制度扩散的组织化过程，还是组织塑造场域制度环境的过程，都会受到场域内资源依赖因素的影响。这里需要指出的是，某种制度方案的实施虽依托于资源依赖的动态均衡，但是这种资源依赖的动态均衡也可能导致制度的演化。当一种资源依赖格局相对稳定、可被观察，正式制度就会尽量模拟这种资源依赖关系，出现新的正式制度（提炼和固化）。可是，某种正式的制度规定（方案或计划）并不一定能直接提供资源依赖的均衡，而必须在实践中进行协调和整合，加之环境的复杂多变，这种均衡更表征为一个动态的过程。

正如资源依赖理论所指出，为适应与环境间相依关系的变化，在组织内会成立或变革相应机构，形成权力的制度化。权力制度化有助于保障依赖关系的稳定性，满足外部环境提出的制度角色要求。由于资源依赖格局并不一定符合制度框架的规定，组织在管理资源依赖时的诸多行动可能成为制度实施中的一种转译和调整。这种转译和调整虽然实现了资源依赖的动态均衡，使得组织能够保持生存的稳定性，但是可能偏离制度设计的原初目标，这往往孕育了下一次的制度改革，使得制度等社会系统形成了长期渐进的内生性变迁。当然，即便资源依赖的动态均衡过程可能使得行动者的行动或行动者之间的互动偏离原有制度的规定，由此带来的渐进式的制度变迁总是无法立即从根本上改变资源依赖的格局，甚至可能因资源依赖的动态均衡而强化某种资源依赖格局。

只有当组织间的相互依赖彻底解体时，即场域遭受解构和重新结构化时，深度的制度变迁才可能实现。

　　毋庸讳言，如若要对医疗服务供给领域的具体实践进行有效解释，那么就需要在注重观察焦点组织内部活动的同时，更多地从场域层面的组织行动和互动中去考察和分析。在中国公立医院组织变革以及医疗服务供给领域的制度变迁过程中，医疗机构及其同行组织、主管部门及其他职能部门等不同的行动者（或称利益相关者）扮演了不同的角色。因资源依赖关系的影响，他们在场域的活动中拥有不同的权力。随着制度环境的解构和再结构化，组织和组织间关系都会经历改造。为给经验研究提供基础，这里对活跃在中国公立医院组织变革以及医疗服务供给领域的制度变迁过程中的几类主要的行动者做一个初步的分析。

　　一是政府及其相关部门。在以公立医院为主的中国医疗服务供给领域，治理结构中占据主导地位的无疑是政府或国家。作为宏观医疗卫生政策的制定者，中央政府及其相关部门具有特殊的地位。当然，它们并不直接参与地方改革的具体过程。已经有一些学者注意到，由于既有的政府财税体制和政绩考核制度的影响，在诸多地方性改革探索中，地方政府往往扮演了"第一行动集团"的角色。[①]

　　有学者进一步分析了政府内不同部门在回应医疗卫生领域改革中的不同态度和行为。[②] 特别是随着自主化改革的推进，相较于那些持续占据强势地位的编制、财政等部门，卫生主管部门因缺

---

　　① 参见石光、谢欣、邱亭林：《公立医院改制的动力、特点与相关政策》，《中国卫生资源》2004 年第 6 期。

　　② 参见夏冕：《利益集团博弈与我国医疗卫生制度变迁研究》，华中科技大学 2010 年博士学位论文。

乏治理工具和权力,越来越失去既有的地位和监管服务供给的能力①(不过随着党的十八大以来两次机构改革的推进,组建国家卫生健康委员会,并实施"大健康"战略,可能使得这种情况有所变化)。

除了需要关注政府不同部门的相对权力和行动逻辑,它们与公立医院等医疗服务组织之间的相互依赖关系也需要得到进一步的实证考察。比如,改革前形成的政府与公立医院等事业单位之间的"庇护关系",在卫生事业的财政补偿机制已变更的新形势下,是否或者如何影响组织的行动,关于这一问题的回答对于解释公立医院改革的逻辑具有非常重要的现实意义。

二是焦点组织内部成员。组织的管理者或领导人既是组织内部的代表,又是上级部门的代理人。一般而言,中国公立医院所处的相对"行政化"②的制度环境使得医院管理者或领导人往往具有较为稳定的制度化权力。在"院长负责制"(党的十九大以后进一步建立健全"党委领导下的院长负责制")等制度已普遍建立的条件下,尤其是随着"管办分离""法人治理"等改革的进一步推进,医院内部的管理者也越来越可能成为影响组织行动和绩效的推动力。已经有大量的研究者指出,医院的主要领导人、"一把手"在医院管理和改革中扮演了重要的角色。譬如石光等人指出,勇于冒险、大胆创新的"企业家"是许多医院实施改制的直接推动者,他们往往在组织内部具有较高的权力地位,进而保证了"超强"的

---

① 参见和经纬:《中国城市公立医院民营化的政治经济学逻辑》,《中国行政管理》2010 年第 4 期。

② 参见顾昕、高梦滔、姚洋:《诊断与处方:直面中国医疗体制改革》,社会科学文献出版社 2006 年版,第 74—99 页;顾昕:《公立医院去行政化——组织和制度变革》,《中国公共政策评论》2017 年第 1 期。

执行力。[①] 这种管理者或领导人的权力甚至被认为是公立医院管理和改革中重要的结构化影响因素。可是仍旧需要回答的重要问题是，究竟在何种条件下，这种"企业家精神"和权力的运用方能产生实际的效用？事实上，企业家精神的有效性的实现本身是有前提的。那么，探寻这些"条件"就成为理论研究的任务。

除了组织管理者或领导人，组织内部的其他成员也是重要的利益相关者，他们是组织变革中的主要行动者。有很多观察者指出，一些地方性改革失败的一个直接影响因素即是组织在改革过程中产生了人事结构上的动荡或不稳定，员工的"抗争性"行为引致改革最终遭遇失败[②]；而成功的案例往往离不开内部员工的同意和组织的团结。尽管有许多研究成果支持，在行政化色彩依旧浓重的中国公立医院组织中，领导人的态度和行为几乎可以代表组织发展的走向，但组织内部其他成员的行动在重大的组织变革活动中也并不能被排除在考察的范围之外。

三是与焦点组织有关的其他个体行动者或组织。国内已经有研究者发现，公立医院改革和创新的扩散效用影响了单一组织的行动[③]，但是既有的研究文献仍然只是从宏观层面简单地叙述这种可能性，很少触及"一项制度或政策的创新在组织之间是如何传播"的问题。譬如，公立医院的同行之间如何解读对方的改革试验并影响自身的行动。即便不直接参与到焦点组织的创新改革

---

① 参见石光、谢欣、邱亭林：《公立医院改制的动力、特点与相关政策》，《中国卫生资源》2004年第6期。

② 参见和经纬：《中国城市公立医院民营化的政治经济学逻辑》，《中国行政管理》2010年第4期。

③ 参见和经纬：《中国城市公立医院民营化的政治经济学逻辑》，《中国行政管理》2010年第4期。

中,同行间的竞争或合作关系是否也影响焦点组织的认知和行动呢?这些方面的问题不但对于解释实践中的政策或制度扩散现象有所裨益,而且为进一步理解公立医院种群的发展过程,以及学界已经大量关注的公立医院扩张现象[①]等提供支持。

除此之外,与医院转制这样的改革实践有关的行动者可能还包括医学院校、私营部门、私人投资者等等。这些行动者与公立医院的关系如何影响组织变革或制度变迁?从国内现有的文献来看,关于这方面的问题尚缺乏系统、深入的研究。

本书试图通过对医疗服务组织所经历的制度过程的分析,来还原焦点组织与不同行动者之间的资源依赖关系,以及它们在制度变迁中的作用。本书所涉及的行动者主要有焦点组织内部的管理者、员工,政府及其相关部门,特别是作为上级主管的建设部门、卫生部门,建立合作关系的高校以及医院同行,等等。与这些行动者间的关系成为分析焦点组织行动逻辑的重要因素。在既有研究中,关于中国医疗服务组织的行动者及其相互关系的分析为本书的研究提供了参照。

第四节 "叙事"前的理论准备

如若中国公立医院等医疗服务组织所受到的制度影响不只是限于经济激励的规制性方面,也不只是关涉一个外部性的作用机

[①] 参见匡莉:《公立医院规模持续扩张机制与调控策略——理论模型与实证研究》,中山大学出版社 2011 年版,第 82—88 页;李岳峰:《公立医院规模扩张的收益与最优边界分析——基于交易成本理论》,《卫生经济研究》2017 年第 10 期。

制,那么试图从理论上给出一个适当的解释势必需要更多地从制度过程的路径去考察和构建。因此,需要在说明制度环境对医疗服务组织的"结构性"影响的同时,观察其变迁过程和机制,对组织行动、组织间的互动和相依关系等加以考虑和分析。当然,制度化和组织化现象总是受到一定的社会历史条件、物质资源环境和组织本身的属性变量等多方面的影响,这些因素也不能简单地加以排除。

本章试图围绕制度变迁与医疗服务组织间关系的若干问题,构建基本的概念与逻辑框架,为下面的案例"叙事"提供理论基础。依据前文的论述,医院这样的医疗服务组织将会扮演各种特定的制度角色,这既与社会层次的制度化现象有关,也与场域层次的或组织间层次的相互依赖关系有关。组织效能反映了行动者诠释制度角色的实施效果。总体而言,将组织绩效的测度从原有的效率维度拓展到效能维度,会更有利于考察制度变迁对医疗服务组织产生的影响。当然,本书也给出了一系列关于组织效率的测量指标。

进一步说,作为制度变迁与行动者(组织)间关键性中介的资源依赖因素是如何影响两者间的相互关系的呢? 为回答这一问题,本章探讨了在资源依赖因素影响下的组织行动逻辑。我们认为,在资源依赖的不同条件下(不同的资源重要程度或不同的资源提供的可替代程度),组织所拥有的权力是不同的。权力是具有交互性的,是一种相对关系。基于组织行动的权力制度化现象成为解释组织与环境间关系的一个重要切入点。无论是组织管理物质资源的活动,还是管理合法性资源的活动,其所实施的行动和互动过程会尽量达到一种动态的均衡。这构成了分析组织行动的一个基本的假定。而为了实现这种资源依赖的动态均衡,组织会采取四种不同的行动策略:防御型策略、反应型策略、前摄型策略和参与型策略。

本章第三节进一步为分析医疗服务组织与制度变迁的系统过程提供了理论基础。通过扬弃理性选择路径和制度同形路径的研究成果,并结合关于组织与制度变迁过程的既有研究成果,形成了一个基于资源依赖因素的"医疗服务供给领域的制度创新与扩散过程"的系统框架。这个框架统合了上面已经给出的一些理论假设,借助斯科特、普力克等人的框架,从宏观的社会层次一直延伸到微观的行动者层次,将制度化与组织化两种过程整合起来予以考虑。为了有效地分析本土医疗服务供给领域的现象,本书还对活跃在场域中的主要的行动者进行了梳理,这将为之后的经验研究提供一个前期的认识。

第四章　资源依赖与医院管理体制改革的发生

　　由于制度必须经由行动者（间）的行动过程才能够成为可能①，所以在回答制度"为何"以及"如何"变迁的问题上，当代许多研究成果都十分重视作为行动者的组织在其中的关键作用。本章的主要任务即对作为一种制度变迁的管理体制改革的发生机制及该组织在管理体制改革生成过程中的行动者逻辑作出解释。为了推动这种可能性，本章将首先呈现 H 医院管理体制改革的背景，以及当时组织的生存状况，初步交代 H 医院管理体制改革的外部压力和条件，以及采取管理体制改革这一行动的潜在动机。接着通过分析 H 医院关于决策和行动的"自我陈述"，进一步说明改革中的行动者逻辑，阐释社会制度的扩散和个体组织的选择过程如何在资源依赖关系的作用下对制度变迁的生成产生影响。最后从理论上对 H 医院管理体制改革的发生机制和行动者逻辑进行勾勒和总结。

---

　　① 参见胡重明：《超越作为哲学的建构主义——关于公共组织研究的一项倡议》，《中国行政管理》2013 年第 9 期。

第一节　资源依赖格局的演化与医院的生存危机

H 医院地处中国东部沿海 K 省的省会所在地 A 市,其前身是一支部队医疗队,自 1960 年建院以来即隶属于 K 省建设厅(局),并接受 A 市卫生局的业务指导。

进入 20 世纪 90 年代后,H 医院在建设规模、技术力量、人员结构和学术交流等方面都成长较快。2001 年与 1992 年相比,职工总数增长了 62.65%,获中高级职称者总数增长了 156.67%,固定资产总值从 1207 万元增长到 7392 万元,门诊人次增长了 44.5%,住院人次增长了 55.9%,业务收入从 851 万元增长到 8824 万元,增长了 936.9%(见附录 A)。2002 年时的医院占地面积为 1.2 万平方米,职工总数 540 人(其中专业技术人员 380 人,具有高级职称者 51 人,中级职称者 180 人),核定床位 350 张,设有 10 个病区和 1 个重症病房,拥有一批较先进的医疗仪器设备,医院的急诊病房综合楼扩建工程也已临近竣工。①

至 20 世纪末,H 医院已成为一所集医疗、教学、科研和预防保健为一体的二级甲等综合性医院,是 K 省医学高等专科学校的非直属型附属医院、K 省中医学院的实习医院和 F 大学(国内知名大学)医学院的教学医院。当时的 H 医院正努力向着三级甲等综合性医院的发展方向迈进。

---

① 依据 H 医院内部资料整理而成。

一、组织成长的瓶颈

虽然总体发展势态良好,但此时的 H 医院也不乏"成长中的烦恼"。改革开放以来,医院虽已面向全社会服务,但"一部分单位和个人仍将医院视为行业医院,使医院的服务范围和发展受到限制"。进入 21 世纪之后,医院的经济增长曲线已逐渐走向平缓。

以 H 医院的业务收入为例,2000 年 1 月至 7 月的同比增长为 31.33%,2001 年 1 月至 7 月的同比增长为 25.89%,而 2002 年 1 月至 7 月的同比增长仅为 8.76%。[①] 并且,医院业务收入的比例不甚合理,医疗收入明显低于药品收入。1999 年至 2001 年,H 医院的药品收入占业务总收入的比例超过 60%(而此时 F 大学的几所附属医院的药品收入占业务总收入的比例均在 50% 以下),与医疗卫生改革政策中对降低药品收入比的要求还相差较远。[②] 另外,2001 年出台的《K 省医院药品收支两条线管理实施办法》提出了公立医疗服务机构需按比例上缴药品收支结余的规定[③],这也给高度依赖于药品收入的 H 医院带来了新的冲击和负担。

改变业务收入结构的一种可能的策略是提高医疗技术的含金量,推广应用高科技的诊疗技术,但是由于行业外隶属体制存在缺陷,医院在学科发展、人才吸纳、技术和信息的交流等方面受到较大的限制。

---

① 依据 H 医院内部资料整理而成。

② K 省 2001 年出台的《关于完善城镇医疗机构补偿机制落实政策的若干意见》指出:"到 2005 年,要求全省县以上综合性医院的药品收入占业务收入的比重下降到 40% 以下。"

③ 2001 年出台的《K 省医院药品收支两条线管理实施办法》中明确规定:"各级各类医院将应集中管理的药品收支结余上缴卫生行政部门,由卫生行政部门统一交财政社会保障基金专户,公立非营利性医院按不超过集中管理的药品收支结余的 10% 提取,非政府举办的非营利性医院、工业及其他部门医院对社会开放部分的药品收支结余中应提取的社区卫生服务和预防保健事业的资金,可按上述比例提取,也可按药品收入的 2% 提取,上缴卫生行政部门。"

例如，受隶属关系和科研条件的限制，科研课题的申报、评审渠道并不畅通，医院申请到卫生部、厅级科研项目的难度较大（自1988年至2002年共6项课题获得省级科技成果奖，8项课题通过省级专家评审鉴定），科研基地很难建立，学科建设发展很不均衡，较大影响了临床医技及教学质量水平的提升。由于是建工行业医院，医疗卫生信息相对闭塞，参加国内外高层次学术交流的机会很少，医疗科研和业内信息沟通等工作滞后于省市技术领先的医院。

与此同时，医院的人才梯队配备难以到位，临床科研缺乏有力的支撑。由于是"职工医院"，非但难以引入优秀人才，而且医院原有的许多优秀、拔尖人才也相继外流。1997年至2002年，H医院共引进各类人才17名，但外流F大学附属医院、出国的有8名（其中硕士、博士5名）。人才配备的缺乏进一步阻碍了H医院在专业技术、临床医疗上的进步，对医疗服务业务的拓展造成了消极的影响。

另一个限制医院发展的重要问题出现在规模及资金方面。面对来自同行的竞争，H医院的医疗规模已逐渐失去优势。当时，周边的省人民医院、省邮电医院、市二医院的规模正在不断扩张，这给H医院的管理者带来了不小的压力。由于H医院的发展目标是升格为三级甲等医院，而医院在硬件配置上还有较大的差距①，所以亟须扩大建设规模，才能达到评审标准。虽然医院的"东扩规划红线"已审批通过，但是资金投入渠道的狭窄阻碍了工程的顺利实施。当时医院可用于工程建设的资金来源主要局限于部分

---

① 譬如，三级甲等综合性医院需达到500张床位的标准，当时H医院为350张。

业务收入，想要获取上级部门的财政补助越来越难。①

对于 H 医院而言，这种"资金缺口"的问题其实一直都是组织发展过程中的一个"顽疾"。改革开放以来，医院始终没有摆脱"负债—请示—负债"的恶性循环。时至 21 世纪伊始，问题似乎更显突出：

> ……东扩资金严重缺口。急诊楼扩建工程估算资金 2000 万元，东扩规划新建高层住院楼，用地 12 亩，拆迁 230 家住户，启动资金约 7000 万元，预算工程投资约 2 亿元；现有银行存款 1900 万元，尚欠药款 900 万元，需付离退休住房补贴 291 万元、职工住房补贴 2000 万元。资金储备不足，供给存在一些体制性、政策性难度……
>
> （H 医院 2002 年文件《关于要求成为 K 省中医学院附属医院的请示》）

二、宏观时势的变动

事实上，随着 20 世纪 90 年代新一轮市场化改革的推进，国有企业和事业单位都已经成为被改革的对象。从总体上看，这些改革都是以更清晰地界定产权、强化经济激励和市场竞争为特色的探索。许多观察者认为，通过地方政府的推动，"一包就灵"的国

---

① 在计划经济时代，政府统一规划医院设施建设、设备配置和药品供应，直接出资保障医院人员的人头费支出和设施设备购置资金，允许医院获得药品加成性收入。这样做的目的是维持医疗保障方面的低支出，促进收支平衡，并维持医药费用的低廉价格，让自费人群也能支付得起医疗服务费用。而随着改革的推进，上述这些政策性投入已经大幅度减少，许多项目支出更多的是依赖于公立医院的"自筹"（由于筹资渠道十分有限，实际上往往只局限于经营性收入这一来源）。

企改革的扩散效应明显地影响了包括职工医院在内的医疗服务提供机构的改革形势。① 然而,对于职工医院而言,问题的关键可能并不在于如何通过赋予这些"代理人"一定的"剩余索取权"来增进它们的服务效率,更重要的是,由于既有的诸多体制性缺陷和矛盾的存在,使得职工医院所面临的改革形势和环境显得更为复杂和不确定,这阻碍了许多政策性目标的顺利实现。

自从 1995 年国家经贸委等部门出台《关于若干城市分离企业办社会职能分流富余人员的意见》,提出了分离"企业办社会"职能以后,企业所属职工医院的转型就开始悄然萌动。1998 年国务院又出台了《关于建立城镇职工基本医疗保险制度的决定》,企业职工的医疗选择就此不再绑定于企业所属的职工医院②,而是可以在定点医院机构的范围内任意选择就医。由此,职工医院便不得不应对来自周边医院同行更为激烈的市场竞争。

虽然改革的趋势相对增强了微观经济主体的能动性,让它们得到了更多的生产经营自主权,但国内有许多像 H 医院这样的职工医院在整个场域结构调整的背景下都相继遭遇了冲击。当时几乎绝大多数职工医院都面临着市场萎缩、负债累累、人才流失、管理效率低下、专业技术发展后劲不足等问题。③ 而这些问题或多或少都与职工医院的"体制障碍"和"身份危机"有关。相比之下,H 医院所遇到的问题并不能算是非常严重的。在国内一些地方,部分势单力薄的小型职工医院被当地政府要求改制为社区卫生服

---

① 参见和经纬:《中国城市公立医院民营化的政治经济学逻辑》,《中国行政管理》2010 年第 4 期。

② 参见冯蕾:《"职工医院"变身"企业医院"》,《中国医院院长》2008 年第 15 期。

③ 参见陆鹤苑:《行业医院改革存在的问题及注意事项》,《中国卫生质量管理》2005 年第 1 期。

务中心,却因为管理体制的缺陷以及区域卫生资源配置的失衡而遭遇被"闲置"的尴尬局面①;还有些只能接受倒闭或者被其他医院吞并的结局。由此产生的许多"下岗职工"又面临着失业、社会保障等更多的问题,一定程度上成为地方治理的隐患。

在当政者和许多政策设计师看来,如何让职工医院走出困境已经不仅仅与个体组织的生存和发展有关,它还是与医疗卫生资源的配置合理性②、国有资产的保护与利用、地方政府的执政合法性等问题都相联系的重要命题。当时,各级各地政府正试图寻求有效的方法,以解决这些职工医院的"出路"问题,并将该问题的解决方案纳入到医疗卫生改革和事业单位改革的整体规划中。就总体趋势而言,由于卫生改革与发展逐步进入全方位的整体推进时期,所以改革的实践已经触及许多"体制性、结构性、机制性"的深层次问题。

20世纪90年代末,中国各地陆续出现了一些医院体制改革的探索,主要包括:(1)股份制(包括股份合作制改造、职工内部参股);(2)托管制;(3)拍卖、有偿转让;(4)横向联合、组建医院集团;(5)教院联合、划转高校附院;等等。2000年,国务院办公厅转发国务院体改办等部门《关于城镇医药卫生体制改革的指导意见》和"三项改革"的实施,标志着我国以卫生经济为基本内涵的体制改革进入攻坚阶段。此后,北京市、上海市、常州市等大中城市率先进行了医院属地管理、同类医疗机构撤并组合、组建医院集团等改革探索,逐步将各部委、厂矿企业所属医疗机构纳入市统一

---

① 参见戴丹:《职工医院转型社区没人要?》,《医药经济报》2009年7月2日。
② 参见王永福、高德礼:《城市行业卫生资源的现状分析及优化配置的思考》,《中国卫生事业管理》2002年第2期。

管理行列或实行其他形式的重组。北京建工医院、北京邮电总医院、上海市政工程局职工医院、常州纺织医院等相继剥离，实行了体制的改革。2002 年上半年，卫生部某官员在 K 省调研时曾强调，"必须采取行政手段，通过区域卫生规划的实施，按照规划进行调整，强化属地管理"。

自 2001 年开始，K 省政府、省卫生厅相继出台了《关于完善城镇医疗机构补偿机制落实政策的若干意见》《K 省医院药品收支两条线管理实施办法》等医疗卫生改革的新政策。这些新政策的颁布和实施给 H 医院带来了更多的机遇，也让医院的生存面临许多新的压力和风险。H 医院的管理者认为，针对改革形势的迅速推进以及医院所面临的日趋激烈的市场竞争和挑战，必须"在经营管理的同时，注重研究医院与外部政策、市场、社会价值取向以及周围环境的协调发展"，医院的"深层次改革已经迫在眉睫"。

第二节　改革发生的"解释"：医院的行动过程

2001 年，K 省出台了《K 省城镇医疗机构分类管理实施办法》《K 省人民政府关于深化事业单位改革的意见》两个政策性文件。前一个文件指出："改革非营利性医疗机构的管理体制，要逐步打破医疗机构行政隶属关系，加强全行业管理。积极探索建立权责明晰，富有生机的医疗机构组织管理体制。"后一个文件进一步补充道："对主要为所在地服务的省市属事业单位原则上改为属地管理，鼓励和支持事业单位加强联合发挥整体效益。"这些政策的出台，更明确地为 K 省医疗服务机构等事业单位改革的启动树立了风向标,即进一步推动政事分开,明确属地责任,强化政府部门的行业管理职能等。

当然,对于 H 医院而言,这类指导性的政策文本可能只是管理体制改革过程中的一些可以被运用的"合法性依据"。值得注意的是,虽然当时国内已经有一些可供参考的经验,但是 K 省尚没有职工医院管理体制改革的先例——K 省既有的许多改革都是非职工医院作出的,且与 H 医院在规模、级别上不尽相同,这无疑增加了 H 医院改革的不确定性。问题的关键在于,H 医院为何(能够)选择改变原有的行政隶属关系,划转成为 K 省中医学院的附属医院?

一、改革方案的取舍

事实上,当时国内已经出现了多种形式的医院体制改革的探索,H 医院为何不选择股份制、拍卖等更具市场化色彩的改革方式,或者统一划转属地管理以更充分地借助体制内优势来谋取组织的生存与发展呢?

H 医院的管理者认为,"面对现有的和即将面临的困难,面对来自行业内的巨大压力和隶属关系的不稳定局势",在选择改革形式、制定改革目标和发展战略上,应当确立和坚持遵循以下原则:

1. 符合全国和省卫生改革政策的总要求;

2. 符合政策效益最大化,医院受益最大化,职工受益最大化,病人受益最大化;

3. 保持职工队伍稳定,减少改革震荡,有利于调动内部一切积极因素致力于总目标的实施;

4. 促进医疗技术进步,提高医院档次,能从根本上提高医院的生存能力和竞争实力；

5. 力求与外部环境协调，确保可持续性发展。

（H 医院 2002 年文件《关于成为高校附属医院的意向报告》）

概括地说，上述"原则"是从以下两个层面提出的：一是希望改革能够推动组织自身效益和生存能力的提升，同时尽量避免改革对组织内部带来的"震荡"；二是改革必须满足外部环境的要求，从而实现"协调"和"可持续"发展。以上述"原则"为前提，医院的管理者结合本院实际情况和"民意"所向，对当时医院体制改革的各种形式进行了综合分析和比较，最终作出了关于"如何选择和制定改革的方式和计划"的决策。

对股份制、拍卖等改革形式的"排斥"，是从关于"公益性"与"营利性"的对立认识开始的。这种"公益性"与"营利性"的相异主要是与 H 医院在资源上的可获得性以及获取资源的可能方式相联系，并与由此可能产生的成本和收益以及组织的生存与发展状况密切相关。H 医院管理者的一个主要的判断是：

根据卫生部卫生经济研究专家的界定：股份制和中外合资医院、私立医院属营利性医院。[①] 如果我院实行股份制，或

① H 医院管理者此处可能将"民营医院"与"营利性医院"的概念混淆了。而且按照这里的叙述可推测，对"营利性"（民营）与"公益性"之间相对立的认识或许可以代表当时的一种较普遍的观念。以改革的趋势来看，H 医院管理者的这种认识可能是有失偏颇的。实际上，国内已经有一些公立医院在改成民营性质的同时，仍然通过与政府签约的形式，提供公益性的医疗服务。当然，欲达到认识上的转变不但是一个从既有的观念中"大胆走出来"的过程，而且是一个由实践推动的渐进蜕变的过程。

股份合作制,或职工参股,将被划为营利性医院,而国家对营利性医院是不进行财政支持的,并要征税。就我院目前经营情况而言,省财政每年拨入的各项经费补助(包括事业经费、设备专项补助费等)将近1000万元(相当于5000万元营业额产生的毛利)。根据K省最近出台的《关于完善城镇医疗机构补偿机制落实政策的若干意见》规定:"到2005年,要求全省县以上综合性医院的药品收入占业务收入的比重下降到40%以下。"就我院目前的临床医疗水平和发展趋势是难以达到的,业务收入能保持现状已属不易。如果脱离了财政拨款,即使营业额达至1.5亿元,也只能维持现有水平。一方面,一旦剥离后,靠营利经营是无法生存的,医院将冒着巨大的经济风险;另一方面,我院现有职工523名,其中62名已近退休年限,50余名后勤人员,另有离退休职工154名,他们担忧下岗转岗问题,担忧今后的生活保障问题。

（H医院2002年文件《关于深化医院改革,实行医院转轨的可行性调研报告》）

对于H医院而言,一方面,股份制改革不仅仅是一种身份的转换,而且更直接地意味着没有了政府给予的财政拨款,以及加重的经济负担;另一方面,则是由此可能带来的不确定性和风险。股份制改革可能造成的医院"职工"的"生活保障问题"与"改革应当尽量减少对组织内部'震荡'"的原则显然是相冲突的。如若改革非但无法缓解生存的压力,反而可能加重"经济风险",那么组织管理者自然不会选择这种策略。更何况,既有的一些改革仍然处于起步阶段,一些潜在的成效不会很快显现出来,且试验的过程本身是有风险的,因而股份制改革的方案尚缺乏可被接受的充分证据。

> 在最近 K 省卫生经济研究会会长的一项国家级课题调研报告中显示:从我省……等地区已实行股份制或股份合作制、职工参股的医院经营状况来看,虽然通过人员优化,运作机制较灵活,适应市场的能力增强,但医疗技术进步并未得到根本性的提高。
>
> (H 医院 2002 年文件《关于成为高校附属医院的意向报告》)

而拍卖、有偿转让、托管等改革的形式使产权职能分离或产权过渡,同样涉及医院所有制及事业单位性质的改变,并且其利益格局变动很可能更大。对于 H 医院来说,它们自然是更具"风险"的选择。

> (拍卖、有偿转让等改革形式)对充实科技含量、吸引人才、吸纳资金、扩大规模益处不大,且人员动荡、队伍不稳,操作难度较大,不确定困难因素多。这类改革形式多适合于那些经营不善、无力生存的小医院……有一些小卫生院被拍卖或有偿转让后,变为私营或小集体经济性质,其用人和分配机制灵活,收费相对低廉,确实救活了那些濒临倒闭的小医院,但二级甲等综合性医院拍卖或有偿转让尚未见报道。实际上,一些在变革过程中和以后经营中也有发生部分资产流失、下岗人员安置等问题,行业内也存在争议……

托管是近年来行业管理的新形式,今年上半年北京出现了医院管理公司,专门从事接收社区医院委托管理,尚在探索起步之中,A 地区还未见相关报道。我院作为发展中的二级甲等综合性医院,目前还没有必要选择此类改革形式。

（H 医院 2002 年文件《关于成为高校附属医院的意向报告》）

可以发现,在 H 医院"排除"上述几种改革方案的过程中,维持组织自身的稳定与合法性是其考虑的必要因素。一方面,拍卖、托管等更具市场化色彩的改革方式很有可能带来"人员动荡""资产流失""下岗人员安置"等问题;另一方面,H 医院并不想选择那些尚"未见报道"的或者处于"起步"中、存有"争议"的改革方式。与此同时,在 H 医院的管理者看来,改革的方式必须能够与组织所具备的规模和实力相匹配,这对于组织的进一步发展而言是十分重要的条件。作为一所"二级甲等综合性医院",H 医院还不需要像那些"濒临倒闭的小医院"一样,走上拍卖、有偿转让的道路。① 从这一点来看,H 医院并不是一味地迎合外部的"政策"和"形势",而是试图通过选择一种有效的策略,以达到组织自身所设定的发展目标。依据资源依赖的重要程度和可替代程度,H 医院定义了"满意"的标准,以此不仅与上述几种方案划清了界限,

---

① 事实上,20 世纪 90 年代中后期以来,城市中的医院,特别是大医院之间的竞争日趋激烈,许多二级医院的业务量呈现萎缩态势。随着医院等级评审制度的开展、城市大医院的扩张、医疗保险制度以及强化基层社区卫生服务的改革不断推进,我国的许多二级医院反而处于一种夹在三级医院和社区医院之间的"尴尬"境地。已经有一些研究者观察到,国内有少数二级医院就实行了涉及产权性质的改革,譬如赵棣考察了广东的一家二级医院进行股份制改革的经验（参见赵棣:《困境与未来:中国公立医院的改革之路》,科学出版社 2011 年版,第 147—157 页）。这也是前文已经提到的 H 医院试图突破既有体制,实现更大发展的一个背景之一。

也解释了自身行为的适当性。

H 医院的这种能动性更体现在其对"是否选择属地管理"的权衡过程中。若按照《K 省人民政府关于深化事业单位改革的意见》中关于"省市属事业单位原则上改为属地管理"的意见加以实施,那么根据当时的形势,最大的可能是通过行政命令的方式,无条件地将 H 医院"下放"给(划归)市卫生局。虽然从合法性或规避风险的意义上说,这是一种较"稳妥"的方案,但在 H 医院的管理者看来,这并不见得是好的选择:

> 市局下属已有 11 家医疗机构,在区域规划内,扶植发展医院基本定格在市一、市三、市五、市中医院等,而我院周边的市级医院更是今后的发展重点,如距我院以北 3 公里的市二医院,借助教学医院的优势,已立项 20 层病房大楼;西面 2.5 公里的 D 医院①,20 层病房大楼已开工建造;南面 1.5 公里的市中医院,成为教学医院后发展势头很旺,去年业务收入已达 2.5 亿元。再则,市局为确保重点医院的发展,严格控制了其他医院的床位核定数。1998 年我院在急诊住院楼扩建后,按"二甲"要求,申报增加 30 张床位已颇费口舌,今后即使东扩有了病房,也难保有"床位"。
>
> (H 医院 2002 年文件《关于深化医院改革,实行医院转轨的可行性调研报告》)

除了与政府部门之间的资源依赖关系,这里显然还加入了其

---

① 该院现为省卫生健康委员会直属管理,2011 年升格为三级甲等医院。

他的一个考虑因素,即与同行之间的竞争关系。特别是那些地域上临近的且规模、实力上相似的医院,它们成为 H 医院在医疗服务市场上互相角逐的直接对手。如若同属于一个"上级"的"领导",那么它们又成为 H 医院在参与由政府主导的社会资源再分配(不包括既已规定的财政补偿机制)中的竞争者。也即是说,这种与同行之间的竞争关系实际上是与市卫生局等政府主管部门之间的资源依赖关系交织在一起的。这种竞争关系并不等同于完全竞争市场中经济主体间的博弈关系,而是一种基于政府庇护之下形成的带有竞争性质的相互依赖关系。在这种竞争性相互依赖关系中参与博弈的双方更多的是依赖于默会性知识[1]——而不是直接的关于价格竞争的知识——来进行决策。H 医院不会成为市卫生局"发展的重点",这是 H 医院的管理者在与市卫生局的交往历史中所得出的经验。那么,如果划归省卫生厅的管理,是否能够成为其"扶持的重点"呢?

> 倘若划归省卫生厅管辖,其直属 7 家医疗机构中,省人民医院、省肿瘤医院等一向是扶持的重点,且省人民医院距我院以东 2.5 公里,25 层病房大楼已于 9 月底正式开工,竞争实力颇强,我院也不可能成为省厅的投资重点,加之卫生系统内医院组成医疗集团的可能,属地化管理很难说会给我院带来新的生机。
>
> (H 医院 2002 年文件《关于深化医院改革,实行医院转轨的可行性调研报告》)

---

[1] 胡重明:《超越作为哲学的建构主义——关于公共组织研究的一项倡议》,《中国行政管理》2013 年第 9 期。

在 H 医院的管理者看来,结果不会有什么不同。我们可以从中进一步推断,H 医院在原有的行业外隶属体制下长期生存,已经相对落后于那些省市卫生部门直属管辖的医院。这种"落后",一方面体现在医疗技术、业务量和规模等"硬性"的指标上,另一方面则体现在以社会关系为基础的资源分配的可获得性上。硬性指标当然能够成为争取政府支持的资本,但是对于 H 医院而言,不论是市卫生局,还是省卫生厅,由于都没有长期共生的基础,所以就不能(至少从短期来看)为自身的进一步发展提供大的支持。可以说,资源依赖程度影响了组织生存与发展的可能方向,在这里,选择合适的"上级"显得意义重大。

H 医院的管理者认为,在还没有行政命令剥离划归行业管理之前,"尚有积极选择的主动权"。这既是尽量避免让组织再一次陷入发展桎梏的必要回应,也是得以划转为高校附属医院的起始条件。对于 H 医院来讲,相较于上述几种改革方案,成为高校附属医院可能会有更多的发展机会。而且,这种改革方案也具备更充分的经验证据。

　　我们注意到:凡是与高校联合的医院发展就快,广州市黄埔区人民医院与中山医科大学成功合作后,发展迅速,业内瞩目。就本省而言,省人民医院 5 年前的人气和声誉超过 S 医院①,而现在 S 医院的品牌明显优于省人民医院,S 医院以高校为依托,医院技术含量高,其药品收入仅占业务收入的 36%,省人民医院为 54%;10 年前市中医院与市四医院不相

────────────

① 该院为 F 大学的附属医院。

上下,但市中医院成为教学医院后发展速度明显加快,市四医院相对滞后;市二医院今年也明智地与高校联合……并立项新的发展规划。

（H医院2002年文件《关于成为高校附属医院的意向报告》）

重要的一点是,在H医院所在的K省,已经有了一些被本行业内认为是成功的例子,而且,这些医院已经越来越占据了该行业内的"领头羊"的位置,成为其他医院竞相模仿和学习的对象。尽管这些医院的前身并不是职工医院,但这无疑对H医院也具有一定的示范效应。此外,还不应忽视的一点是,管理体制改革前H医院已经有过与高校"合作"的经历,这些经历不仅仅是一种经验,而且它已经让H医院在过往的发展中获得益处,尤其是在医疗技术的发展、教学水平的提升、专业人才的培养等方面——这些都是关乎一个医院能否获得核心竞争力的重要内容。并且,这种方案更可能保持组织内部人员结构的稳定,对组织的"震荡"相对较小。

可以说,划转为高校附属医院——这种战略上的选择不但具有较充分的合法性理由,而且可以预期将在花费较少成本的前提下,获得比其他方案更丰厚的收益(见图4-1)。

二、教院合意的形成

那么,H医院为何(能够)与K省中医学院——而不是与其他高校——"联姻"呢? 如前文所述,当时的H医院同时是F大学医学院的教学医院、省医学高等专科学校的非直属型附属医院和省中医学院的实习医院,应该说,在沟通成本已经被降低的前提下,

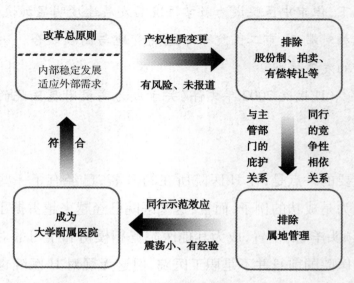

图 4-1 选择改革方式

资料来源:笔者自制。

H 医院与这些学校之间建立更深层次合作关系的可能性无疑增强了。尽管如此,这种"联姻"的过程实际上不仅受到 H 医院自身因素的影响,也受到了许多外部条件的限制。

当时的 F 大学已经拥有 6 所附属医院,而且都"规模较大、实力雄厚、各具特色"。这些附属医院已经能够满足 F 大学医学院临床教学的需求。相较于这些已在行业内占据领先地位的医院,自认为"规模小""底子薄"的 H 医院推测 F 大学医学院"接纳"自己的"可能性不大"。而 H 医院虽已是省医学高等专科学校(原省卫校)的非直属型附属医院,可是省医学高等专科学校是以医技教学为主的大专学校,科技实力相对较弱。就当时 H 医院所具备的发展水平以及所制定的远景规划而言,成为该校的直属型附属医院显得"意义不大"。

也即是说,与 H 医院无法为 F 大学提供重要程度高、可替代程度低的资源的情况正好相反,省医学高等专科学校无法为 H 医院提供重要程度高、可替代程度低的资源。由于相互间的资源依赖程度相对不足,这两所高校实际上都不充分具备与 H 医院建立进一步合作关系的基础。

诚然,如若没有省中医学院对 H 医院的"接纳",那么教院联姻就不可能最终达成。这所借助高校改革[①]和中医药事业发展的大势而快速成长起来的医学类院校将自身定位于"国内一流的中医药大学",可在发展的过程中同样面临着无法回避的瓶颈问题:

> 随着办学规模的扩大,临床教学基地严重不足,制约了中医学院的进一步发展和教学质量的提高。目前,中医学院本科招生规模从 1998 年的 380 人扩大到了 2000 人,全日制在校学生数从 1998 年的 1600 人扩大到了 5500 人,在校医学类专业学生数达到 2600 人。但其具有隶属关系的附属医院至今只有省中医院 1 家,床位数 800 张,离教育部规定的生均床位数 ≥1.0(应有 2600 张)相距甚远,且医院教学用房与设备极为紧张。是在教育部本科教学评估中提出需要解决的主要问题。由于临床教学基地严重不足,导致学生临床教学时数减少,理论与实践脱离,动手能力较弱,难以培养具有创造精神和实践能力的全面发展的中医药人才。医学教育是精英教育,对实践教学的要求高于其他任何学科。在整个人才培养过程中,有五分之二左右(五年制)的教学活动是在医院完成的。没有

---

① 20 世纪 90 年代末掀起的高校改革以推动"教育产业化"为旗帜,很大程度上带来的是一场高校的规模扩张运动。许多高校纷纷兼并、联合,组成规模庞大的"综合性大学"。大部分高校都提升了招生和办学规模。随之而来的是"教学质量下降""毕业生就业困难"等问题和争议。

足够的临床教学,无法培养合格的医学人才。对于中医学院缺少临床教学基地问题,多年来全院师生员工一直反映强烈。

（K省中医学院2002年文件《关于划转H医院为K省中医学院附属医院的请示》）

为了缓解因招生、教学规模扩张而带来的压力,为了能够符合教育部门的规定,以实现升格为"中医药大学"的发展目标,扩大临床规模成为省中医学院必须完成的任务。由此,"物色"一所合适的医院作为临床教学的载体,就成为省中医学院的当务之急。

（K省中医学院）目前正急于建造或寻找一所较大规模的、拥有1200张床位的教学医院,省政府对该院成功迁址后的发展成绩予以肯定,并对其继续扩大规模也十分关注,该院也正考虑选择市中医院、市红会医院、市三医院①,但因市级财政拨款,与省中医学院财政拨款渠道不一……由于我院（即H医院）是全省唯一的非卫生行政主管部门管辖的享受省财政差额拨款的医院,故校方有意与我院"联姻",明确表态愿意予以资金投入,其教学科研优势与我院的临床优势可以互补,我院的东扩资金可有一定的保障……经初步评估是我院目前较理想的依托对象。

（H医院2002年文件《关于深化医院改革,实行医院转轨的可行性调研报告》）

我们（H医院）自己去找的,当时中医学院的书记不太同意,他讲医院太小了,地方太小。但是当时的校长是同意的。

---

① 这三所医院先后成为K省中医药大学（原省中医学院）的非直属型附属医院。

他说"这么一个现成的西医医院,我们还没有一个西医医院"。当时他们要办临床医学实际上是没有西医医院的,他们主要是请省人民医院来帮忙上课的……当时我们了解到中医学院可能想要一所附属医院。因为我们拨款都要经过财政厅、经贸委这条线路,而且还要经过建设厅,他的拨款是不顺的,那个时候是工交系统拨给我们的钱①,不是按卫生事业单位给的钱。

（访谈资料20130802-ECM②）

我们为什么能够转,因为我们是事业单位,如果是企业的话是不可能转的,像邮电医院、铁路医院,邮电医院是通过邮电部划转的,铁路医院是通过铁道部划给Y医院(F大学的一家附属医院)的,当时都是出了一些钱的。特别是他们一些离退休老同志怎么处理,因为他们是企业的,他们按照老人老办法、新人新办法的方法处理。③

（访谈资料20130822-GYD④）

---

① 主要指的是专项资金。对于为何是从工交系统这条线划拨财政资金的具体缘由,受访者已经无法记起。而实际上,这可以说是原有的归口管理体制下的一种结果。1953年,中央开始实行归口管理制度,将政府工作划分为各口,一般包括党群、工交、财贸、农林、计划(或曰综合)、外事、卫生、文教(或曰宣传)、政法九个口,俗称九大口。所谓工交口,一般包括各工业部及铁道、交通、邮电、民航等部门。后来中央不再使用"口"的说法,但有些地方却仍保留下来,以"口"作为某一领域工作的一个概称。各地的说法存在不一致,可习惯上仍然使用九大口的说法。

② 受访者ECM在H医院成建制划转时任医院的党委副书记、副院长,2010年任党委书记、副院长,2017年开始任院长、党委副书记。

③ A市铁路中心医院在2005年由K省政府和铁道部的统一部署下,成建制并入F大学医学院的附属医院;K省邮电医院在2008年亦成建制划转为省中医药大学(即省中医学院)的附属医院。在管理体制改革之前,这两所医院与改革前的H医院相比有着相似的规模,同为二级综合性医院。

④ 受访者GYD在H医院成建制划转时任医院的政治处主任、人事科科长,后任保卫科科长。

从上述内容来看,当得知省中医学院欲寻找临床医院的意向信息时,H医院便及时、主动地采取了行动。可是,事情并没有想象中那么顺利。实际上,H医院并不一定就是省中医学院起初考虑的对象。因为按照省中医学院在临床、教学规模等方面的需求,A市所在地域内可供选择的医院不只有H医院一家,且H医院在规模、实力等方面与其他几家医院相比并无优势,甚至还可能"略居下风"。① 在这里,显然需要省中医学院作出一些"让步"。

虽然H医院"不达标",可由于许多政策性和体制性的原因,对于省中医学院而言,H医院却几乎就是当时"最合适"的选择。除了同属省级财政拨款渠道以及H医院属于"事业单位"的便利条件外,双方之前的合作经历也可能在一定程度上起到了降低"交易成本"的作用。当然,H医院和省中医学院为完成自身最为急迫的任务的欲求和行动对事件的发生起了直接的推动作用。

为了在组织内部形成合力,保证医院改革的稳步进行,H医院多次召开党委会、院长办公会议,并组织召开了院内技术骨干及中层干部的座谈会、离退休干部座谈会、党员大会,广泛征求党内外意见。2002年9月上旬,H医院的部分中层干部和技术骨干共49人实地考察了K省中医学院。通过相关的可行性调研论证、实地考察与共同磋商,全院上下基本达成了共识。

此后,H医院根据建设厅的意见,与省中医学院就合作意向及方式进行了多次探讨。双方综合分析了各自的现状、优势、发展目标、双赢基础,认为:"合并后在增加资金、扩大规模、吸纳人才、提高医疗技术产权价值、增强综合竞争实力等诸多方面的前景远远

---

① 譬如,市中医院在1994年即被国家中医药管理局评定为三级甲等中医院;同年,市红会医院也被评为三级甲等中西医结合医院。

优于股份制、拍卖、有偿转让、托管及属地管理等改革形式。"经过商议，双方就医院的发展目标、班子过渡、管理体制、科教兴院、财政拨款、升级改造经费等方面形成了初步框架。中医学院也与建设厅交换了意见，双方一致认为："此举完全符合教育、卫生改革的总体形势，符合双方的长远利益，并对其发展前景充满信心。"

省中医学院承诺保持 H 医院领导班子平稳过渡，成建制划转后实行院系合一的管理体制。根据学院现有医学系的实际情况，H 医院可继续保持并发展原有的以西医为主的特点与优势①，与医学系实行院系结合。H 医院的医疗人员可按照有关规定兼聘教师职称，并联合或独立招收研究生。同时依托学院积极开展国际交流与合作，不断扩大医院的社会影响。学院一方还会积极向省政府申请保持医院目前的年拨款数额，并逐年有所增加，同时申请一定的专项经费用于医院的升级改造。

1. 医院将借助教育科研的支撑，缩短与三级医院的距离，以教学为依托，促进医院软、硬件向教学医院运作模式转变，不断优化内部组织结构，加强临床基地、教学基地和科研基地的联系共建，实现资源共享，并有望在现有的优势临床专科中培育一批重点学科，建设好临床、科研、教学等几支队伍，尽快提高医疗技术科技含量。

2. 医院将凭借教育经济快速增长和省政府教育投资环

---

① 能否保持"原有的以西医为主的特点与优势"成为 H 医院组织内部讨论以及与省中医学院之间商议的重要内容之一。不难预测，划转为中医学院的附属医院将会带来医院临床、教学和专科设置上的结构性调整，这将会触及医院既有的权力和利益格局。而为了能够保持医院发展的"特点与优势"，以及改革中的平稳过渡，这种调整将（只能）在"一定"的范围内实施，并且是逐步推进的。

境的改善,拓宽医院资金投入渠道,由现在的财政拨款或贷款增加为教育经费投入、科研经费投入等多渠道、多形式、多层次的资金来源。《K省卫生事业补助政策实施意见》指出:"各级政府对卫生事业投入的增长要不低于当地当年财政支出增长的幅度,卫生事业投入占同级财政支出的比例要逐年有所提高,有条件的市县要逐步达到占同级财政支出5%以上的比例。中医事业费的增长比例应当高于卫生事业费的增长比例,中医事业费应达到或高于卫生事业费的10%。"我院将借助于"卫生事业""中医""高校"力争更多的经费扶持。

3. 医院将配套学院发展规划,扩大经营规模,实现跨地区、跨部门的教研临床科技联合体,加快开发、升级、改造和提高目前医院的医疗质量和服务档次,职工的竞争意识、危机意识、科研意识、服务意识、质量意识将发生深刻的变化,医院的软硬件水准将会有一个较大的提高。同时,学院也可充分利用医院的市场优势、临床优势、教学基地优势,医教相长,实现双赢。

(K省中医学院2002年文件《K省中医学院关于商请同意H医院为直属附属医院的函》)

"教院联姻"这项被当地政府称作是"符合改革精神和方向"的重要举措对于H医院和K省中医学院而言,无疑都是一次难得的契机。不难发现,在H医院与省中医学院的合意过程中,双方各有所需,而对方都能够为解决自身发展中的瓶颈问题提供可能的帮助,给予所需的重要资源。从长远来看,无论是H医院升格为"三级甲等医院",还是省中医学院升格为"中医药大学",都将更有可能为双方的生存和发展赢得更多的来自环境的支持,比如更多的政府"政策性投资"、更多的"顾客"（患者和生源）、更多的人才供给等等。这种被建构的资源相互依赖关系成为二者达成共识的基础。

当然，这一过程受到了许多既定的制度性因素的影响。除了前文已经阐释的医疗卫生政策、卫生管理体制对 H 医院行为的规制和引导，还有医学类教育政策和高校管理制度对中医学院的规范性和规制性的作用，以及政府财政制度和事业单位管理体制等对双方共同作出选择时的限制性影响。正是这些"客观条件"对"事实"的框定，使得其他的选项不会成为"首选"，资源变得相对"稀缺"，从而增进了 H 医院与省中医学院之间相互依赖的程度，二者的"联姻"也就显得"顺理成章"了（见图 4-2）。

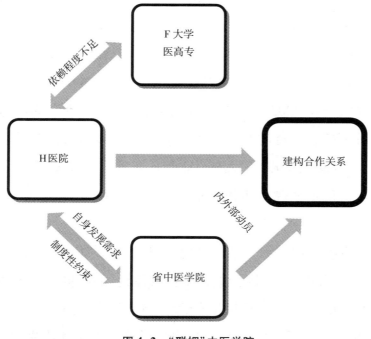

图 4-2　"联姻"中医学院

资料来源：笔者自制。

三、职能部门的协调

毋庸讳言,这种触及管理体制的变革并不能仅仅依靠 H 医院和中医学院之间的"合意"即可完成。从一家建设系统的职工医院成建制划转成为省中医学院的直属型附属医院——这意味着一系列组织间关系的调整和改变。这种改变具体包括:

1. 医院现有的医疗机构与原主管厅省建设厅分离,转入省卫生厅,其机构、床位编制由省卫生厅管理;

2. 医院的医政工作由原来的 A 市卫生局属地指导划转由省卫生厅直接管理,与省卫生厅其他直属单位同一序列;

3. 医院的科研课题申报渠道由原省建设厅转为省教育厅、中医学院及省卫生厅、省中医药管理局,科研经费由审批主管部门划拨;

4. 医院的财政拨款由省财政厅负责从原来的省建设厅划转入省卫生厅,省卫生厅保证专款专用,不予二次分配。财政拨款应以 2003 年拨款额为基数,并随着卫生事业投入的不断增加而相应地增加。财务监督同时转由省卫生厅监管……

(H 医院 2003 年文件《关于 H 医院成建制划转为 K 省中医学院附属医院的实施意见(代拟稿)》)

而在重组这些组织关系的过程中,与省建设厅的关系剥离可以说是非常关键的一环。因为能否得到省建设厅的"同意",能否获得老上级的"认可",关乎 H 医院管理体制改革行动的合法性基础。在此意义上说,它是决定 H 医院的身份转换能否顺利达成的关键步骤。而实际上,在这一过程中,H 医院需要克服许多问题和阻力。

　　关键是说服建设厅是很难的一关,因为建设厅下面有那么多的公司,建一公司、二公司……都要交代得过去的……当时建设厅那里是做了很多工作的。当时的厅长是不肯放,他讲建工医院这么好的一块优质资产,为什么要转给他们? 当时我们的书记和院长就做工作。建设厅的其他三个副厅长跟医院感情还是很好的,是倾向于我们转的,但最终得厅长来拍板。当时厅长讲了,如果要转,要经党组讨论,还有一个就是要征求老同志的意见。他讲几十年的医院在我手里转给人家,要集体同意的。所以当时我们做了很多工作,在老同志那也做工作。其实当时医院对建设厅还是有承诺的。后来我们跟学校、建设厅和卫生厅谈好后,再接着做发改委、编制委员会、卫生厅、教育厅、财政厅的工作。

　　(访谈资料 20130802-SXD①)

　　我们相信,医院发展了,壮大了,一定能为建设系统提供更多、更高层次的服务。我们将一如既往完成建设厅交办的各项任务,如大中型会议服务、旅游活动服务、运动会服务、为需要的直属单位送医送药、为厅机关干部做好体检服务等等,更好地完成各项医疗保健任务,与省建设系统继续保持密切联系。

　　(H 医院 2002 年文件《关于成为高校附属医院的意向报告》)

------

　　①　受访者 SXD 在 H 医院成建制划转时为 K 省中医院的呼吸科主任,2004 年任 K 省中医学院医管处处长,2010 年开始任 H 医院的院长。

据上述,在前文的阐释中尚没能很好关照的一个方面即是 H 医院与相关政府部门尤其是建设厅之间的商讨或者说"讨价还价"的行动在这项改革事件发生过程中的重要作用,这实际上构成了管理体制改革成功的必要条件。这些部门对于 H 医院来讲都是掌握"特殊"权力的交易方。为了改革的顺利实现,H 医院的管理者必须动员许多不同的"社会关系"。

从剥离建设厅的"过渡方案"中,我们可以看到既定的组织间依赖关系和体制因素对 H 医院管理体制改革产生的影响。诚然,在 H 医院和建设部门长期的组织间交往中形成了社会化的人际网络,这种根深蒂固的关系仍可能被当作一种行为规范——甚至是一种文化观念——而被继续遵循和实施。尽管如此,当面临制度可能变迁的处境时,服务于建设系统——这一项曾经作为相互依赖基础的被长期执行的"成文规定"或"政治任务"(以及相应的非正式关系),却可能在改革事件中更直接地被诠释为某种资源或利益的交换,成为双方争论的焦点和谈判的条件之一。在这里,前任和现任建设厅领导表现出了几乎截然不同的态度,甚至现任的正副职领导人的态度也存在着差异。① 通过给予建设厅一定的承诺,将冲突控制在可被接受的范围,这种"妥协"保证了改革落实中的平稳过渡。②

另一个重要的上级部门是卫生厅。虽然随着公立医院自主化

---

① 可以从中看到"一把手负责制"在其中发挥的作用。下一章将对院长负责制对医院管理体制改革的影响做更详细的分析。

② 实际上,这种承诺更多的是建立在组织的领导人之间。随着改革的发生,既有的关系可能并不会再延续。"医保"政策和制度的更新也保证了原有的建设系统的员工可以选择其他的医院就诊。可是,就算 H 医院的领导层已几经"换血",那些过去的建设系统的"老领导"和上级仍然可以享受到这种"服务"和"优惠"。

改革及医疗服务领域市场化进程的推进,承担业务指导与行业管理职能的卫生部门对公立医院的控制力已经逐渐式微①,但是在H医院管理体制改革的过程中,当地的卫生部门同样掌握了不可替代的"否决权"。

　　实际上当时卫生厅厅长是想叫我们转给医高专的,作为医高专的附属医院。那(医高专)我们说太小了,本身只是一个高专,我们看不上……那个时候做了很多工作。我们的院长到卫生厅厅长那里去做工作,反复沟通。后来卫生厅也支持了,因为中医学院校长认为是好的。

(访谈资料20130822-GYD)

　　如果没有省卫生厅的允许和支持,那么就不会有划转工作的顺利进行。在这之后,H医院的管理者又接着对发改委、编制委员会、教育厅、财政厅等部门的领导"做了工作"。值得注意的是,要将这些可能持不同意见的行动者都一一说服,建立起协同、合作的关系,除了依赖于手持合法的政策依据以及H医院大量地"做工作",还在很大程度上仰仗于地方政府的"牵头"和"指示"。

　　2003年2月,K省人民政府下发了《K省人民政府关于H医院划转为K省中医学院附属医院的批复》。之后,相关部门的主要负责人联合召开了"H医院成建制划转K省中医学院具体实施意见"的会议,就"贯彻落实"省政府的"批复"的"具体事项"进行了商议。同年9月,划转会议在K省人民大会堂隆重举行,当时

① 参见和经纬:《中国城市公立医院民营化的政治经济学逻辑》,《中国行政管理》2010年第4期。

"发改委、人事厅、财政厅、卫生厅、教育厅的副厅长基本上都过来了"。可以说,正是 H 医院积极、主动的行动,才争取到了多部门的"同意"或"默许",进而赢得了政府的"肯定"。而当地政府的这种"牵头"和"指示",又为 H 医院提供了更充分的合法性依据,想要"说服"其他相关部门就变得更为容易,H 医院、省中医学院与卫生、建设、教育、财政、人事等部门才最终形成了"共识"与"合力"(见图 4-3)。

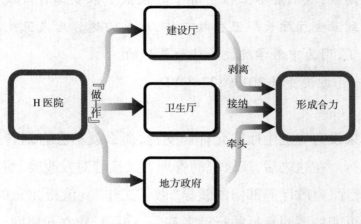

图 4-3　动员与协调相关部门

资料来源:笔者自制。

第三节　资源依赖下的博弈与合作

由于总是与微观行动者的资源禀赋以及所在环境内的具体条件相联系,所以中国公立医院地方性改革的过程和效果往往表现出一定的差异性。本章在扬弃制度同形和理性选择视角的同时,引入资源依赖关系的分析,诠释了一个关于医院管理体制改革——从职工医院到大学附属医院——发生过程的故事,包括 H 医院管理体制改革发生的背景、组织管理者的决策过程、与中医学院的合意过程以及与相关政府部门的协调过程等。

若将 H 医院行政隶属关系的改变当成是一种制度变迁的结果,那么这种制度变迁的机制是怎样的? 在此制度变迁过程中,医疗服务组织有着怎样的行动逻辑? 从前文的阐释中可以发现,作为一项涉及隶属关系调整的体制改革实践,H 医院的案例更显著地体现了资源依赖关系对组织行动过程所造成的影响。在 H 医院管理体制改革的发生过程中,无论是制度环境对组织造成的合法性同形的影响,还是组织为维持稳定性和谋求更大发展所作出的理性抉择和自觉行动,实际都建立在组织间的资源依赖关系的基础上。理性选择和制度同形的过程通过资源依赖关系而相互交织,共同推动了作为制度变迁的管理体制改革事件的发生。

其一,资源依赖关系影响组织的生存状况,塑造了行动者寻求变革的潜在动机。正如许多社会学和政治学论者在对中国国有企业和事业单位改革的研究中指出的,决定这些“公”姓单位变革成败的关键并不是能否建立一种正式的委托代理关系,而在于能够在多大程度上改变和调整这些部门原有的权力和利益格局。

公立医院和政府主管部门等组织之间的关系正可以被视作论者们所描述的这种“单位制”。在“单位制”系统内,一个体现利益分配的重要现象即是形成了以庇护关系和寻租活动为特征的中国式单位的“分配政治学”①,这种公共服务提供主体的生存政治建立在政府垄断社会资源二次分配权的前提下。而这种相互依赖关

①　李猛、周飞舟、李康:《单位:制度化组织的内部机制》,载谢立中主编:《结构—制度分析,还是过程—事件分析?》,社会科学文献出版社 2010 年版,第 23—61 页。

系所造成的不良后果便是组织运行和服务提供的低效率,以及公共资源的浪费。正是有了这样的认识,当时的理论和实务工作者都普遍认为,想要不断增强医疗服务供给主体的效率性和自主性、提升医疗服务的质量,必须着力于调整分配格局和加强整体的行业管理,医疗服务供给领域的改革已经触及深层次的"体制和机制"问题。

对于身为职工医院的 H 医院而言,除了单位制的这种固有顽疾,行业外隶属体制所存在的种种弊端和缺陷更是给组织的生存与发展带来障碍。这一点让组织管理者萌生了"必须选择适当时机,以采取变革行动"的意愿。随着自主化和市场化改革的推进,以及所处场域环境的深刻变化,与同行之间的竞争性相依关系继续加强,与原主管部门之间的资源依赖关系逐渐式微,组织想要改变现状的意图就被愈加强化了。

其二,资源依赖关系影响组织的认知判断,直接作用于行动者的主观决策过程。诚然,组织间的资源依赖关系在很大程度上决定了组织生存所需资源的可获得性,以及为行动者提供有关事实和价值评判的重要信息,为其理性选择提供相对有限、可行的选项。虽然通过 H 医院的自发性行为,划转为高校附属医院这一方案被最终采纳,可由于并不存在一个脱离于制度环境影响的完全自主的空间,所以在此选择过程中所需考虑的因素实际是多样的。

对于 H 医院而言,体制改革不但是为了满足自身生存和发展的需求,而且必须符合国家和省级医疗卫生政策的方向。更直接和重要的是,要选择出一种"适当"的改革方案以回应上述两种要求,必须依赖于组织场域内存在"可以合作"的对象,而且必须将不确定性控制在可接受的程度。在 H 医院的历史发展过程中,与场域内的不同组织的交往经验不仅仅意味着一种知识的积累,也为其提供了许多正式或非正式的资源。基于自身所掌握的相对权力,对资源重要程度(依赖程度)及可替代性作出判断,H医院(包括中医学院等其他行动者)得以作出相对理想的选择。

各种相依关系——譬如与省市卫生部门的交往经验、与同行之间的竞争性相依关系以及与几所高校之间的合作经历等——成为H医院管理者作出抉择时的考虑因素。在权衡的过程中,社会规范与习俗这样的非正式制度、治理系统以及一些正式的规则——譬如医疗卫生管理体制、事业单位管理体制、教育管理体制等——对微观行动者的限制性的影响随即显现出来,通过直接或间接地作用于组织间的依赖关系,影响了行动者的主观认知和判断。

其三,资源依赖关系影响组织合法性的获得,促成了行动者之间的协调与合作。在H医院管理体制改革生成的过程中,合法性同形的力量并不是自上而下地,简单、线性地传递。在组织所处的社会或场域内已经流行着多种具备一定合法性依据的改革方案,可组织并没有直接复制这些范本或模板。随着事件的展开,合法性反而经由个体组织的"理性"选择和行动过程得以重新建构。划转为高校附属医院这一种合法的版本在多种方案中脱颖而出,不仅被选择,而且被强化、赋予了更多的意义。

在既有的研究文献中,制度同形机制一般更重视场域层次的同形压力对组织合法性的影响,基本排除了对"如何同形"问题的考量。可在此案例中,微观行动者的实践过程鲜明地表现为通过发挥自身能动性来重新界定正当性的事实,尽管组织仍然需要学习和模仿既已存在的成功经验。这种制度或政策执行中的"转译"并不是否定既有的合法性版本,而是为了符合组织所在"议定环境"的条件和特点,为某一种方案的落实提供可能性。可以说,最终得以获得体制改革的"机会",依赖于本属于职工医院的 H 医院在历史上所积累的发展条件和在当地同行中的相对优势,这些不但为资源的可获得性提供了基础,而且可能构成行动者解释甚至重新定义合法性的资本——而那些势单力薄的小型职工医院就不具备这种谈判的能力。

H 医院的这种相对权力的获得在很大程度上与组织和政府主管部门、医院同行以及一些医学院校的长期联系和交往有关。这些既有的制度(正式的或者非正式的)不但是一种共生的经验——一种较为清晰的可能性选择,而且它们经调整后得以延续对于组织而言亦是一种"赋能"。要实现制度变迁,必须依靠相依组织对 H 医院管理体制改革的承认,以及组织之间的协同与合作。尽管物质利益需求成为 H 医院和省中医学院"联姻"的直接动机,并且是 H 医院与建设厅等政府相关部门进行"讨价还价"的主要内容,但是相对权力的介入构成了多个组织之间资源依赖关系得以被平稳、合法地建构的不可或缺的条件。在这里,个体组织的行动过程为制度同形现象的产生提供了一种微观基础,而组织间的相对权力的大小等资源依赖因素调节了制度如何变迁的方向和过程。

综上而论,从管理体制改革前 H 医院的动机养成、事件发生中的组织决策过程到相关组织之间的合意与协调过程,都可以体现资源依赖关系的重要影响。虽然 H 医院管理体制改革的发生受到了宏观制度环境对组织造成的合法性同形的作用,而且是由其出于维持自身稳定性和谋求更大发展的主观意图所作出的理性抉择和自觉行动来直接推动的,但是资源依赖关系在制度变迁的方向塑造上发挥了重要的调节功能。

作为实现这种制度变迁的必要条件,H医院必须考虑与环境的依赖关系,凭借自身所掌握的相对权力与环境中不同组织实施谈判和协调来谋求改革的机会——不只是需要通过组织间的交易来获取物质资源,也关涉到对问题和事实的重新判断和解释。在这里,组织间关系以及普费弗等人所强调的"议定环境"对组织的决策和行动产生了直接和重要的影响。在此过程中,既有的制度性因素,无论是正式的治理规则,还是非正式的文化观念、社会关系,既可能对H医院的行动与改革的发生产生限制性的影响,也会在一定程度上起到赋能的作用。如果能够对这些因素做更深入的考察,那么不但有助于化解对理性选择过程与制度同形过程的认识论上的冲突,而且能够更充分地理解公立医院等医疗服务组织在制度变迁中的实践过程。

第五章　资源依赖与医院管理体制改革后的制度过程

从制度设计者的初衷来讲,20世纪末掀起的公立医院管理体制的改革是为了促成"管办分离""政事分开",加强"属地管理"和"行业管理",提升医疗服务组织的绩效水平。而从地方微观行动者的实践角度来讲,管理体制的变革更直接地意味着组织间关系的重新塑造以及组织所处的制度环境的改变。管理体制改革不仅仅带来了公立医院在隶属关系上的变化,它也意味着作为行动者的医疗服务组织需要重新界定和塑造制度角色,以回应多种组织间关系的变化,满足环境对自身提出的要求。

如上一章已经论述的,这种组织间关系的转变不仅仅关乎某种社会制度方案的采纳和实施,也关系到微观行动者间基于自身利益考虑的理性选择和协调合作的过程。组织试图维持自身生存的稳定性和发展的可持续性。因此,诸多公立医院管理体制改革所面临的一个共同问题就是:如何在适应环境变化的同时实现平稳过渡?如何借助体制改革实现更大的发展?本章将会从资源依赖的角度阐释管理体制改革后H医院所经历的制度过程,探讨这种制度过程对组织生存和发展带来的影响,特别是组织在效能和效率上的变化情况。

第一节　医院重塑制度角色的行动

当 H 医院管理体制改革后,一系列配套举措的出台和实施就被提上日程,H 医院必须努力落实相应制度,扮演新的制度角色,完成从职工医院向高校附属医院的彻底转变。

一、角色定位的重释

在成建制划转工作会议上,相关的行动者已经商议和达成共识:

　　K 省建工医院划转中医学院是事业单位改革的重大举措,符合教育、卫生事业改革发展的精神,有利于学院和医院各自的自身发展,有利于资源有效共享。两院要积极配合,妥善做好成建制划转工作,确保医院平稳过渡。省建工医院要在中医学院和省卫生厅的双重领导下,加紧医院的接轨和升级改造工作;K 省中医学院要按照高等医学院校附属医院的要求,加强领导,加快建设。

　　(H 医院 2003 年文件《关于 K 省建工医院成建制划转 K 省中医学院有关事项的会议纪要》)

当然,重塑制度角色的过程并不容易,这与 H 医院的资源禀赋和发展状况有关。在划转为中医学院的附属医院之初,H 医院还是一所二级甲等综合性医院,占地面积 20.1 亩。截止到 2004 年 2 月,有职工 552 人,核定床位 350 张,近 40 个普通门诊、专科专家门诊,11 个病区和 1 个重症监护病房。固定资产 9000 余万元,其中各种医疗设备仪器价值达 4000 余万元。2003 年医院门诊量 265365 人次,急诊量 49066 人次,出院量 5689 人次,业务收入近 1.1 亿元。[①]

从物质资源存量的角度来分析,当时 H 医院所面临的问题主要包括以下两个方面:一是人力资源薄弱,人才储备不充分,由此限制了医院在临床、科研、教学等方面的发展;二是资金短缺,这进一步导致了 H 医院在临床、教学、科研等方面所需的其他物资设备的不足,常常被称为"规模上的落后"。此外,资金缺口还包括历史上所积累的负债状况,这也较大地影响了组织的收益率。在 H 医院的管理者看来,如若不能有效地解决像人力和资金这样的物质资源的短缺问题,那么就会给落实新的制度角色带来障碍。

而更关键的问题则在于,H 医院在资源获取和配置能力上的缺陷。这一问题的根源在管理体制改革之前即被"界定"为"身份的危机"。如果说 H 医院在资源获取和配置能力上存在的不足是由原有体制和机制的缺陷所带来的,那么成建制划转究竟能否为组织的生存和发展提供新的契机?

成建制划转为 K 省中医学院的附属医院之后,H 医院开始面临一种新的社会和场域环境。正如上一章所述,作为一种"时髦"的管理体制改革方案,划转为"高校附属医院"经常受到政界、学

---

① 依据 H 医院内部资料整理而成。

界、媒体等的"褒奖"。① 社会上普遍认为,对于医院的发展来讲,成为高校附属医院有着许多"实惠"。譬如,就临床教学这一高校附属医院的重要功能而言,它不但能让医院在医学教育和科研方面得到拓展,进一步推动临床水平的提升,而且可以借此培育后备人才,吸纳更多的高层次人才。20 世纪 90 年代后期以来,这种体制改革的方法被不断地尝试。许多典型案例也已经为 H 医院提供了积极的示范效应。

与此同时,随着高校附属医院数量的不断增加,"如何对承担医学教学和科研功能的高校附属医院实施有效的规划与监管"逐渐成为当政者需要考虑的重要问题。2001 年,《K 省城镇医疗机构分类管理实施办法》和《K 省人民政府关于深化事业单位改革的意见》等文件也传达了加强非营利性医疗机构的属地管理和行业管理的精神。当政者认为,各地必须依据区域特点和医疗服务需求,对包括高等医学院校附属医院在内的医疗机构的发展做好合理的定位和规划。对于 H 医院的管理者来说,找到一条合适的发展路径是保证组织在划转为高校附属医院后实现可持续发展的必然选择。

另一方面,前文已经提及,H 医院管理体制改革还正值国家层面"吹来"推动中医药事业发展的"东风"。一直以来,国家层面都将中医药事业发展作为我国卫生事业发展的重要内容之一。2003 年 10 月 1 日开始实施的《中华人民共和国中医药条例》明确提出了要"推动中医、西医两种医学体系的有机结合,全面发展我国中

---

① 参见陈命家:《从职工医院到附属医院——安徽医专附属医院建设的探讨》,《安徽卫生职业技术学院学报》2005 年第 4 期;马小波等:《医改后某县人民医院创建医学院附属医院工作初探》,《现代医药卫生》2013 年第 20 期;刘婷婷:《市医院成为山西医科大学附属医院》,《长治日报》2012 年 11 月 21 日。

医药事业",进一步为中国中医药及中西医结合的发展提供了法律上的保证和明确的指导思想。同一年,国家中医药管理局又提出了更具体的《关于进一步加强中西医结合工作的指导意见》,并在全国范围内确定了十余所中西医结合重点医院作为示范和标杆,试图给我国的中西医结合医院的发展带来指导和推动的作用。

在国家制度和政策的大环境下,K省人民政府也正探索地方中医药事业和中医医院、中西医结合医院的发展路径。在省委、省政府的大力支持下,K省中医药事业发展环境不断优化,通过加强政策保障能力建设,为促进中医药事业依法发展营造了良好的环境。为提高发展中医药事业的认识,营造发展的良好氛围,K省人民政府曾经分别于1986年、1994年和2000年三次召开全省中医药工作会议,并出台了《关于加快发展K省中医中药事业的通知》等一系列政策措施。1997年,K省已制定颁布了《K省发展中医条例》,成为全国第三个出台省级中医药法规的省份。2000年,省政府下发了《关于进一步贯彻实施〈K省发展中医条例〉的意见》。2004年,又根据《中华人民共和国中医药条例》和K省中医药发展实际,对《K省发展中医条例》进行了及时的修订。①

随着K省综合实力的发展,政府在中医药事业发展方面的投入也逐年增加。仅"十五"期间(2001—2005年),省本级中医事业经费累计2.5亿元,年均增长13%。《K省卫生事业补助政策实施意见》进一步作出了"中医事业费应达到或高于卫生事业费的10%"的指示。② 同时,通过不断优化资源配置,发挥互补优势,K省中医医院的发展能力也显著增强。全省有近三分之二的中医医院先后

---

① 依据H医院内部资料和K省卫生厅工作总结整理而成。
② 依据K省卫生厅工作总结等资料整理而成。

进行了不同程度的新建、扩建,较好地改善了服务环境和条件。①

正是在上述背景下,H 医院管理体制改革后的重新定位显得有章可循,这给组织的发展找到了可能的方向。虽然医院的各项工作都有了较大的进步,但离"高等医学院校附属医院"的标准还有明显的差距,医院原有的规模、原有的规划已不适应新的要求。H 医院决定制定新的"五年规划",以切实贯彻省政府对医院作出的"加快建设"的指示,认真落实 K 省卫生事业发展要求和省中医学院发展要求,使医院"朝着中医学院附属医院的建设目标快速、持续、健康地发展"。

五年规划的指导思想和发展目标

坚持以邓小平理论为指导,深入贯彻党的十六大精神,切实践行"三个代表"重要思想,坚持走"依法治院、以德治院、科技兴院"和"治病救人、教书育人"的办院道路,以建设中西医结合为优势和特色的三级甲等大学附属医院为新的医院定位,把"以病人为中心,以质量为核心"作为医疗工作的落脚点,进一步深化改革,建立和健全与社会主义市场经济和医药卫生体制改革相适应的医院管理、运行和保障机制,临床、科研、教学、预防保健并重发展,加快人才培养和学科建设,加强临床科研和后期临床教学工作,不断提高医疗服务水平,优化医疗环境和条件,扩大对外交流与合作,开拓医疗市场,打造诚信品牌,力争经过五年的努力,把我院初步建设成具有中西医结合三级甲等规模的综合性医院,建设成一所具有较高社

---

① 依据 K 省卫生厅工作总结等资料整理而成。

会信誉度的一流中医药大学附属医院。

（H 医 院 2004 年文件《H 医 院事业发展五年规划（2004—2008 年）》）

通过这份勾勒 H 医院新时期发展愿景的重要文件,可以发现,隶属关系的变换联通了全新的制度环境,这又推动了组织在制度角色定位方面的重新"解释",将 H 医院自身的生存、发展目标与中医学院的发展目标,以及政府相关部门的政治与行政目标等联系起来。H 医院原初所设定的发展为"三级甲等综合性医院"的目标开始与医学临床教学需求、中医药事业发展等更多的外部环境目标融合在一起,共同构成了 H 医院管理体制改革后组织生存与发展的主要战略定位。

二、共生相依的建构

关键在于,制度角色的重塑包含着一种身份的转换,成为 H 医院一种重要的合法性资源,也成为多个组织间交换资源的依据。由于组织间的目标相融,H 医院的生存与发展得到了更多来自外界环境的支持。这种外部资源的投入与交换,以及相应的权力制度化过程既是 H 医院与场域内相关利益主体间相互依赖的表征,也是进一步塑造和强化共生相依关系的手段。

（一）组织间层次的资源交换关系的形成

依照双方发展战略的要求,H 医院与省中医学院实现了资源的共享。早在成建制划转前的商讨中,H 医院就与 K 省中医学院之间达成共识,双方在临床、教学和科研等方面展开合作。省中医学院承诺在管理体制改革后加大人力和资金等方面的投入,支持H医院发展成为三级甲等医院;H医院则主要以临床(教学)资源等作为条件来支持省中医学院实现发展为国内一流中医药大学的目标。双方成功"联姻"之后,实现院系合一、成立教学科研部门、建设中西医结合特色学科等工作便开始逐步推进。

此外,地方政府及其相关部门也进一步助推了H医院的发展。为了响应国家中医药发展政策与战略方针的指示,"九五"至"十五"期间,K省在省政府的推动下着重加强中医药特色优势建设,突出服务品牌,提升中医药服务水平。"十一五"以后,逐步开始加强发展战略研究,围绕K省经济社会发展目标和卫生强省发展战略,在全省全面实施了"K省中医药攀登工程",形成了"以不断满足中医药社会需求为导向,以发挥中医药特色优势为主线,以名院、名科、名医为引领,以提高中医药科技创新能力和人才队伍素质为保证,以扩大中医药服务可及性、加强农村和社区中医药工作为基础,以提升中医药服务核心竞争力为目标"的中医药工作新思路。①

而这种国家层面和地方层面的中医药事业发展战略正好成为H医院发展中西医结合特色的政策依据。与此同时,省卫生厅和省中医药管理局在中医药事业、中西医结合学科建设以及科研项目等方面对H医院提供支持。这一过程也塑造了H医院的收入结构(见图5-1),影响了组织生存和发展的基础条件。H医院在发展中西医结合特色方面的投入随之稳步增加。

政府、卫生行政部门等对H医院的支持还与省中医学院在其中的

---

① 多年以来,为推动全省中医药事业发展的规律性认识,K省人民政府重视全面评估经济社会发展给中医药工作所带来的影响度。在政府推动下,"七五"以前,K省着重加强硬件建设,完善中医药服务网络,在全国较早实现了"县县有中医院"的发展目标。"七五"至"八五"期间,着重于加强内涵建设,提高管理水平,完善中医药服务功能。

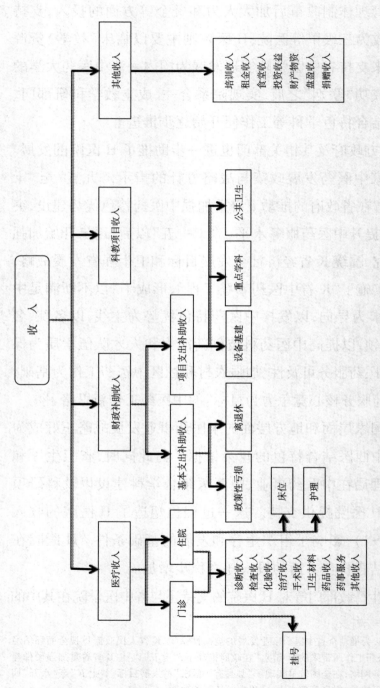

图5-1 H医院的收入结构图（2012年）

注：成建制划转以后，H医院的收入中主要增加了"科教项目收入""重点学科""公共卫生"等方面的财政支持，它们主要来自省卫生厅、省中医管理局的专项补助以及科研项目申报所获的资金支持。"科教项目收入"中还包括通过申报省中医学院和省教育厅等机构的科研项目所获得的资金支持。

资料来源：依据H医院内部资料整理而成。

联络与推动有关。为了促进其附属医院的发展,省中医学院十分注重与卫生行政管理部门以及其他社会主体的交流与合作。卫生部①、国家中医药管理局、K省卫生厅领导多次亲临学校指导工作。学校积极组织医师、教师参与卫生部、省卫生厅课题研究、技术培训和基层、援疆、援外等医疗服务工作。省卫生厅在核定学校3家直属附属医院的床位编制数、下达医疗业务指标时充分考虑其临床教学工作的职责和需要。学校则选派专家、学者积极参与到省卫生行政部门有关政策规划制定、等级医院评审、学科建设和评估、科研项目评审、职称评审等工作和活动中。在学校和政府相关部门等相依组织的推动下,H医院与同行间的交流也越发紧密和频繁,其社会影响力得到了持续扩大。

(二)组织层次的权力制度化结构的建立

如果说组织间层次的资源交换使得来自社会层次的政策和制度要素经由行动者之间的互动过程得以传递,并由此逐步形成多方共赢、相互依赖的局面,那么这种相互依赖的进一步稳固还需要借助组织内部的制度化过程得以实现。从H医院的行动过程来看,主要涉及以下两个步骤。

第一步是"院系合一"结构的基本建立。H医院与省中医学院曾在2002年成建制划转前就实行院系合一的管理制度进行过商议。根据当时学院医学系的实际情况,H医院可继续保持并发展原有的以西医为主的特点与优势,与医学系实行院系结合。这是从管理层面确立双方关系的重要的制度化手段。

为推进医学院的发展,促进医学院更好地与临床相结合,学校在2004年实行了医院与医学系"院系合一"的管理机制改革。为

---

① 2013年新组建国家卫生和计划生育委员会。

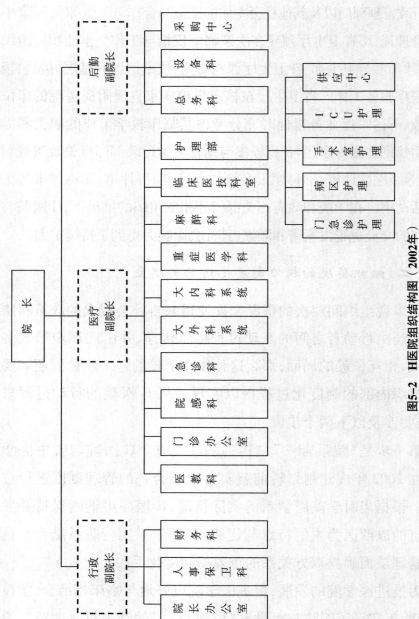

图5-2 H医院组织结构图（2002年）

资料来源：依据H医院内部资料整理而成。

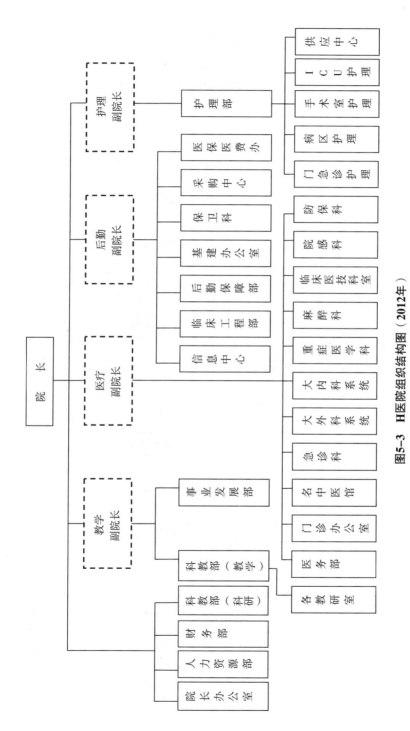

图5-3　H医院组织结构图（2012年）

资料来源：依据H医院内部资料整理而成。

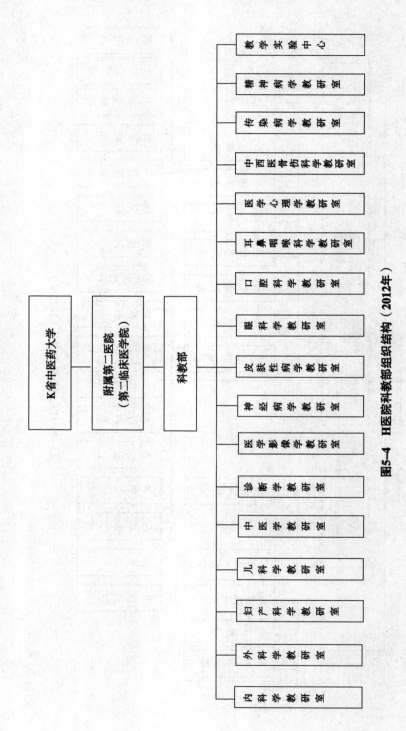

图5—4 H医院科教部组织结构（2012年）

资料来源：依据H医院内部资料整理而成。

了适应管理机制的相应变化,H 医院进行了配套的组织结构调整与重组(见图 5-2、图 5-3、图 5-4),将原来的医教科分列为医务科(部)和科教科(部),并设立教学副院长专门负责管理科教部的教学管理工作。同时,医院还设立学生工作办公室,全面接管医学系的学生工作,并成立内科学教研室、外科学教研室、妇产科学教研室、儿科学教研室等 16 个教研室。

可以说,随着内部结构和管理机制的调整与重建,形成了与场域环境相适应的组织规则,特别是建立了"与上级对口"的部门,使得与科研、教学等新角色相关的资源依赖关系的管理活动得以在组织层面实现分门别类的固化(专业化)。

第二步则是院长任免权的最终落"实"。双方在 2002 年的"对话"还涉及一个重要主题——"班子过渡"。省中医学院承诺在成建制划转后保持 H 医院领导班子"平稳过渡"。这可以说是降低由改革所带来的"震荡"的一种常用策略。

从上一章的叙述中,我们不难发现领导班子在医院的管理体制改革过程中所起到的关键性作用,尤其是其主要领导扮演了类似"企业家"的角色。作为医院的"一把手",时任院长、党委副书记的 NKX 无疑是这里面最关键的人物,是医院得以成建制划转、实现突破的主要决策者,也是当时与其他组织之间开展相应联络与沟通活动的主要协调者。这种角色的背后事关影响中国公立医院运行的一项基本制度,即"院长负责制"。

从宏观制度环境来看,自 20 世纪 80 年代的改革推行后,院长负责制一直都是中国公立医院组织管理的基本框架①,是塑造公

---

① 党的十九大后,强调建立健全"党委领导下的院长负责制"。

立医院管理中"决策—执行"架构的核心制度,也是保证公立医院落实自主管理决定权的主要手段。院长是医院的法人代表,需在上级部门的领导下,全面主持医院的工作,保障在完成各项任务的同时推动改革创新,使医院各项工作高效有序开展。

若按照资源依赖理论来解释,那么正如上一章中的论述,院长在改革过程中很大程度上扮演了"消除环境不确定性"的角色,由此所获得或增强的权力正是通过建立"院系合一"的管理结构等策略来加以巩固的。反过来讲,这种权力制度化的程度越高,就越可能使得环境无法对组织的行动进行预测和控制。因此,从实际情况中可以发现,对院长这一医院主要负责人的人事任免权的掌控就成为其上级部门影响医院经营管理自主性的主要策略。

H医院的院长任免权原属于建设厅,而成建制划转后则属于省中医学院。在双重管理体制的运行中,虽然省中医学院掌握了H医院主要领导的人事任免权,但是医院还必须接受省卫生厅的行业管理和业务指导。并且,除了行业部门管业务,还有其他政府职能部门负责对事关医院管理和发展的诸多方面进行管理,比如编制部门管编制、财政部门管经费、国资部门管资产、人社部门管用工和社保等等。政府(党政)机构对事业单位的影响不仅涉及政策法规、发展规划、行业标准、选人用人、考核分配等,还涉及对其经营过程的管理,对重大的修建、购置等项目的决定、审批,甚至是日常性的管理。[1] 因此,对于省中医学院而言,人事任免权几乎就是其对下属医院实施管理的最为核心且具有"实质影响"的权力。

2010年,曾担任副院长、院长近二十年之久的NKX卸任H医

---

① 参见成思危主编:《中国事业单位改革——模式选择与分类引导》,民主与建设出版社2000年版,第3—5页。

院院长和党委副书记职务(转任调研员,并于不久后退休),由SXD开始担任院长。SXD在H医院成建制划转时为K省中医院(省中医学院的直属医院)的呼吸科主任,并曾作为省中医学院的考察组成员多次到访H医院,开展现场调研。2004年,她开始担任K省中医学院的医管处处长,成为指导H医院医政医管工作的直接上级领导。这些都成为其担任院长的先期经验和基础。而且,作为当时已属省内一流的中西医结合的呼吸科专家①,她的专业方向、业务和科研能力等都相当符合H医院新的发展定位,能够为医院的技术和管理水平提升提供直接的支持。事实上,自2005年晋升为三级乙等医院后,H医院就力图进一步加快发展步伐,按照2004年"五年规划"的设计,已经在谋划"冲击三甲医院"的具体行动方案,尽可能获取发展所需的各方面条件,尤其需要更多高端人才和平台的支持,组建更多优势学科。② 新院长的到来,不仅直接影响了医院的领导班子和决策系统,也承载了双方对医院达成更高愿景的期许和使命,可谓正逢其时。

对于省中医学院而言,通过将其专家派往H医院担任行政负责人,以及将各类资源投入该医院的建设等策略,不但在助力医院发展中获取直接利益,而且在塑造医院管理结构的过程中最终完成了在组织层面的权力制度化目标,进一步畅通了其决策得以在下属医院执行的主渠道。因此,我们可以将院长人事任免权的落"实"视作省中医学院与H医院之间共生相依关系确立的一个标志性的事件,对于双方而言皆具有非同寻常的意

---

① SXD在到H医院任职前的2008年即被评为省名中医。

② 学科建设是医院科研、教学和医疗业务发展的基础。比如,前身为建筑系统职工医院的H医院,骨科一直是其支柱性学科,曾任院长的NKX就长期从事临床骨科工作。在维持医院原有学科优势的同时,新院长的到来将为医院强化呼吸科、新组建更多优势学科提供契机。

义。至此,双方的资源依赖关系和管理合作框架得以稳固。而从 H 医院成建制划转到使出这"关键的一招",双方已经共同走过了七年的时间。

三、组织效能的扩张

承前所述,权力制度化并不仅仅是组织内部管理者用以巩固自身权力的某种手段,同样也可能成为作为环境要素的相依组织的一种管理策略。而且,权力的制度化为进一步释放制度的"能量"提供了保障。H 医院受到了来自省中医学院、地方政府、省卫生厅、省中医药管理局、业内同行等多方面的支持,其规模随之不断扩大。2005 年 1 月,H 医院升格为三级乙等中西医结合医院。2011 年 7 月,H 医院又升格为三级甲等中西医结合医院。翌年,H 医院正式通过国家中医药管理局三级甲等中西医结合医院评审。通过管理资源依赖以塑造新的制度角色,H 医院在临床教学、学科建设、业务发展等方面产生了不小的变化,组织的效能边界得到了转换和拓展。至此,凭借在组织的管理、业务、学科等各方面建立资源配置的新型结构,H 医院管理体制改革的系统效应得以全面释放,各项制度趋于规范和完善。

(一)医院的临床教学等功能不断加强

随着发展步伐的进一步迈进,K 省中医学院于 2006 年升格为 K 省中医药大学,其医学系也随之升格为第二临床医学院。① 作

---

① 在 H 医院成为 K 省中医学院的附属医院之前,当地中医院已为该中医学院的直属附属医院。随着中医学院升格为中医药大学,中医院负责的中医系升格为第一临床医学院,H 医院负责的医学系(西医系)升格为第二临床医学院。后来,中医药大学又吸收当地针灸推拿医院作为直属附属医院,由其负责的针灸推拿系后也随之升格为第三临床医学院。

为该校唯一一个以西医为主的临床医学院,第二临床医学院——H 医院医学系,成为 K 省中医药大学西医临床教学的主要阵地。学校非常重视 H 医院临床教学方面的发展,通过自身的规模扩张和内涵建设,为 H 医院临床医学的发展提供相应的教学资源支持。

截止到 2012 年,K 省中医药大学已经拥有 21 个(直属型或非直属型)附属医院,以及 34 个教学医院,其范围遍及 K 省各地级市和多个县级市(见表 5-1)。另外,K 省中医药大学还拥有 29 个实习基地。这些医院及临床实习基地都为 H 医院教学功能的培育提供了有利的外部条件。

表 5-1 K 省中医药大学(学院)教学基地一览表　　　(单位:个)

附属医院			教学医院		
按隶属关系	直属型医院	3	按医院类别	综合性医院	20
	非直属型医院	18		中医医院	13
				专科医院	1
按医院类别	综合性医院	3			
	中西医结合医院	4	按医院等级	三甲医院	19
	中医医院	9		三乙医院	13
	专科医院	5		二甲医院	2
按医院等级	三甲医院	17			
	三乙医院	1			
	二甲医院	2			

注:截止到 2012 年,K 省中医药大学的 21 个附属医院中有 1 个尚未定级。
　资料来源:依据 H 医院内部资料整理而成。

作为一个基础相对薄弱的中西医结合医院,H 医院医学系却要承担 K 省中医药大学西医教学的任务。无论是在师资力量方面,还是在学科发展方面,H 医院都肩负了巨大的压力。因此,有效运用学校所提供的资源也成为其生存的必然选择。

在教学力量的组建方面,H 医院充分利用同为学校附属医院的兄弟医院的人才资源以发展学科。比如,在内科学、外科学、妇产科学、儿科学、医学影像学、诊断学六个大教研室的负责人设置上,3 位正副主任中仅有 1 人来自 H 医院,其余 2 人分别来自省中医院和当地其他一所三甲综合型教学医院(见表 5-2),且内科学、医学影像学和诊断学的主任都来自外院。这说明,H 医院在临床医学发展方面充分运用了学校的教学资源,与学校的直属附属医院和教学医院建立了紧密的合作关系,借用同行的学科优势助力本院学科的发展。

表 5-2 H 医院大教研室主任来源情况表

教研室	承担职务	所属单位
内科学	主　任	K 省中医院
	副主任	H 医院
	副主任	某三甲综合型教学医院
外科学	主　任	H 医院
	副主任	某三甲综合型教学医院
	副主任	K 省中医院
妇产科学	主　任	H 医院
	副主任	某三甲综合型教学医院
	副主任	K 省中医院
儿科学	主　任	H 医院
	副主任	某三甲综合型教学医院
	副主任	K 省中医院

续表

教研室	承担职务	所属单位
医学影像学	主　任	K 省中医院
	副主任	某三甲综合型教学医院
	副主任	H 医院
诊断学	主　任	K 省中医院
	副主任	某三甲综合型教学医院
	副主任	H 医院

资料来源：依据 H 医院内部资料整理而成。

　　学科力量的增强不仅有利于 H 医院临床教学的发展，同时也有利于招生规模的扩大。可以说，直属医院、教学医院的资源促成了学校整体临床师资力量和教学水平的提高。当然，在这个过程中，H 医院若想在善用其他医院教学资源的同时，确保自身的教学主体地位，可能存在一定的难度，这将在后文展开讨论。

　　从教学任务的完成情况来看，随着招生规模的逐渐扩大，临床医学生的后期教学工作成为摆在 H 医院面前的一个难题。学校的临床教学基地①为解决这一难题提供了重要的资源支持。H 医院与学校的 2 个直属医院、1 个教学医院和多家实习医院合作，共同承担了临床医学生的教学实践课程。

　　如上所言，H 医院作为教学主体单位，保障各个教学点的教学质量是存在难度的。为此，政府相关行政部门和学校都制定了相应的管理制度来规范临床教学，促进教学基地的建设。比如，《K 省高等医学院校教学医院评审标准（试行）》《K 省中医药大学临床教学基地管理若干规定》《K 省中医药大学临床教学基地师资管理办法》等等。同时，学校还规定，学院有责任监督三类医院的

---

①　临床教学基地包括附属医院、教学医院和实习医院三种类型。

教学质量和教学管理工作。学院每3年对临床教学基地进行一次认可性评估,确保临床教学质量。对尚未达到标准条件的医院,将予以"黄牌警告",要求限期改进;复查时仍不达标者,将向卫生行政部门和教育主管部门请示,予以摘牌调整。

由此可见,在这个多方协作的临床教学过程中,尽管H医院承担了重要的教学主体角色,但是仅依赖其自身的师资力量和办学规模是无法承担教学任务的。在这个过程中,政府相关行政部门等地方行动者,尤其是学校为H医院提供了丰富的教学资源和制度保障。如此一来,H医院既能借用外力促进学院教学水平的提升,又能在与同行多层面的合作中实现场域影响力的提升。

(二)医院科研及中西医学科不断发展

医院成建制划转之后,如何利用系统内的资源促进医院科研能力和学科建设的发展成为工作的重中之重。作为一家西医出身的医院,在成为K省中医药大学直属型附属医院后,医院中西医结合的性质定位便决定了H医院在学科建设和科研能力培养方面都需要与中医药相结合,实施相应的再造和建设。并且正如前文所述,从当时的场域环境来看,只有与中医药相结合,H医院才能将场域中的优势资源尽量"为我所用"。在H医院的管理者看来:

> 我们这样背景的医院,西医搞不过西医医院,中医搞不过中医医院,中西医相结合的道路或许能搞出点特色来。

(访谈记录20130510-NKX①)

————————

① 受访者NKX在H医院成建制划转时任医院的院长、党委副书记,2010年卸任院长和党委副书记职务,转任调研员。

医院从西医医院转变为中西医结合医院后，知识结构肯定是要改变的。要使西医有中医的成分，中医有西医的成分，当然要根据学科、专科的具体发展情况来。

（访谈记录 20120802-ECM）

为了尽快满足中西医结合的性质定位对医院人才储备提出的要求，H 医院陆续采取了以下几项措施。一是实施培训，转变现有教职工的知识结构。加强医务人员西医与中医技术的对接和合理使用，H 医院自 2003 年开始持续开展了医护人员的"西学中"培训。二是建立平台，释放中西医结合特色优势。2004 年，医院向 K 省中医药管理局申请成立名中医分馆，邀请业内著名的国医大师为分馆题词并揭牌，K 省中医药大学校长任荣誉馆长。名中医分馆的团队由省内外名老中医领衔，并由一些有特色中医传承的专家教授组成，其主要任务是为国内外难治性、疑难性疾病患者提供中医药的医疗、保健和咨询服务。当时，医院自身的中医力量还相当薄弱，名中医分馆尚无一人属于本院人员，基本都是邀请其他兄弟医院的名老中医来坐诊。三是加强引进，提高人才储备的质量。名中医的培育还与医院的人才引进有着紧密的关系。事实上，管理体制改革后，H 医院就依托学校的资源，开始了中西医高层次人才的引进工作。

当时(转制前)我们招不到博士的，MYT 是我们医院的第一个博士，一开始他不肯过来，即使我们给他很优厚的待遇，解决他的房子问题，配偶工作问题，都不答应。后来学校帮忙出主意，说学校有个博士后流动站，让他先进当时的临床医学院,然后再到我们医院。这样他才答应过来,所以他也是我们医院的第一个博士后。

（访谈记录 20130821-GYD）

其实如果从物质意义上讲,转制对我们（医院）可以说没有任何好处,学校没给过我们什么钱,反而医院在医学院发展这块投入了不少钱。但是,转制后医院在人才招聘和科研发展上确实顺利很多。虽然只是个招牌换了一下,但是这个招牌是无形的资产,从某种程度上来说是无价的……

以前医院是本科生都招不到,现在医生和行政人员一般要求硕士以上,有些岗位还要求博士。就这样的条件,还是有很多人来报名,这跟高学历毕业生增多和就业形势这些大背景有关,但是跟医院的转变或者说发展也是不无关系的。

（访谈记录 20130525-SXD）

随着医院的发展,高端人才资源的储备有了明显加强。2004年至 2008 年,医院拥有省级名中医 2 人,青年名中医 2 人,全国名老中医学术经验继承人 2 人,省"151 人才"第一层次 1 人,第二层次 3 人,第三层次 10 人。[1]

以人才为支撑,以中西医结合为特色,H 医院积极争取省中医药管理局和学校的资源,培育优势学科。2004 年医院成立了中西医结合风湿免疫中心、创伤骨科研究中心、矫形与肢体延长

---

① 依据 H 医院内部资料整理而成。

中心、中西医结合颅脑创伤（脑复苏）中心、中西医结合男科诊治中心、中医肝病诊治中心、中西医结合糖尿病防治中心共7个具有中西医结合特色的临床研究中心。中西医结合风湿免疫病学、中西医结合骨科学、中西医结合颅脑外科学等3个学科被确立为省中医药重点学科建设项目。而在此之前，H医院没有省级重点学科。

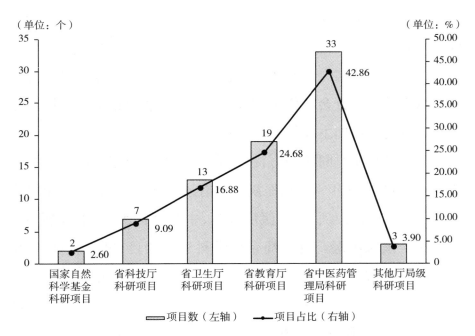

（单位：个）

（单位：%）

图5-5　H医院获得科研项目支持情况（2004—2008年）

资料来源：依据H医院内部资料整理而成。

与此同时，H医院在科研能力方面稳步提升。2004年至2008年间，医院共获得国家自然科学基金科研项目2项；省部级、厅局级科研项目75项，其中省中医药管理局科研项目33项，省卫生厅科研项目13项，省教育厅科研项目19项，省科技厅科研项目7项，其他厅局级科研项目3项（见图5-5）。在科研获奖方面，2004

年至 2008 年,医院获得省高校科研成果奖 2 项,省医药卫生科技创新奖 2 项,省中医药科技创新奖 10 项。①

管理体制改革后的五年时间里,医院在学术领域的影响力逐渐增强,尤其是在中医、中西医结合相关专业领域的影响力明显增强。医院有不少医疗骨干在省中西医结合风湿病专业委员会、省中西医结合男科专业委员会、省中西医结合疼痛专业委员会等各个专业委员会上担任主任委员,另外有 17 人在省中西医结合学会放射专业委员会、省中西医结合学会神经内科专业委员会、省中西医结合学会呼吸病专业委员会、省中医药学会肝病分会等各种专业委员会及学术分会上任副主任委员,还有个别骨干在全国学术专业委员会上任副主任委员。

又经过几年时间的努力,医院在中西医结合方面成绩更加斐然。截止到 2013 年 12 月,医院已拥有风湿病科、外科等 2 个国家重点临床专科建设项目,中医痹病学、中医全科医学、中医预防医学等 3 个国家中医药管理局重点学科建设项目,风湿病科、肝病科、骨质疏松症、肺病科、外科学、护理学等 6 个国家中医药局重点专科建设和培育项目,妇产科学、精神病与精神卫生学等 2 个省高校重点学科,另外有 5 个省中医药重点学科,5 个省中医药重点专科建设项目。② 此时,医院有教职员工 1063 人,其中高级专业职称人员 157 名,博士生导师 4 名、硕士生导师 25 名。当时,名中医分馆共有 25 位名老中医。其中,有 4 位名老中医为医院"自产",包括国家级名老中医 2 人和省级名中医 2 人。③

---

① 依据 H 医院内部资料整理而成。
② 依据 H 医院内部资料整理而成。
③ 依据 H 医院内部资料整理而成。

(三)医院的业务和对外合作不断扩大

事实上,对于主要靠"自收自支"方式来维持生存的 H 医院而言,其在成建制划转后更为关注的是业务发展问题。如果说上述的人才引进和培养为医院的业务发展提供了人力、智力支持,那么硬件环境的改善就更直接地提供了"看得见"的物质支持。管理体制改革后,医院成为卫生系统的"嫡子",除了享受财政补助的基建、设备等专项经费外,还有大量的学科建设经费。这笔费用为改善医院的设施、设备提供了一定的支持。为了满足业务发展的需要,医院在成建制划转六年后建成了一幢二十层的新住院综合楼,基本配备了现代化的大型医疗设备。在 H 医院管理者看来,只有业务发展了,引进设施、设备,发展学科才能成为可能:

> 医院没规模,发展不了。不管是西医医院、中医医院还是中西医结合医院,凡是能让医院发展的,那都是好的,管它姓中还是姓西。发展到一定规模,那就要寻找特色了。如果连规模都没有,那老百姓是不相信医院的。
>
> (访谈记录 20130802-XTI①)

与此同时,H 医院的专科发展不断细化。原来的临床大专科不断细化成各个专科、亚专科。截止到 2013 年 12 月,H 医院设有43 个临床科室,4 个医技科室,24 个职能科室和 2 个业务指导型分院。2012 年,H 医院的核定床位也由原来的 350 张增至 1200

---

① 受访者 XTI 在 H 医院成建制划转时为 K 省某三甲医院的心内科主任,成建制划转后调入 H 医院,2010 年开始任副院长。

张。医院固定资产达到 3.2 亿元,其中各种医疗仪器设备价值达到 1.8 亿元。①

随着医院人力投入的增加、设施设备的改进和床位的增加,H 医院接纳患者的能力有了较为显著的提升,医疗质量也有了明显的提高。同时,医院不断扩大与其他医疗卫生机构的合作,与全省绝大部分地级市、县级市医保中心建立了定点医疗合作关系,与周边多家社区卫生服务中心建立了双向转诊关系,不断扩大业务范围。2003 年以来的十年间,H 医院在业务收入总量、门急诊总量和住院病人总量上都得到了快速增长(见图 5-6、图 5-7、图 5-8)。

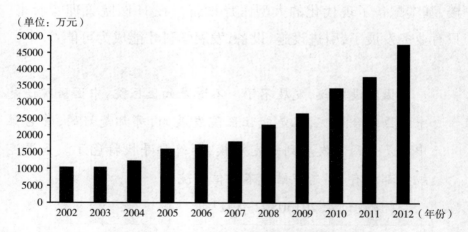

图 5-6　2002—2012 年 H 医院业务收入总量变化

资料来源:依据 H 医院内部资料整理而成。

另外,自成建制划转为 K 省中医学院附属医院以后,H 医院对外交流活动不断扩大,国际间的学术交流与合作活动日趋频繁,扩大了国际影响和声誉,拓宽了对外交流的渠道。2004 年以来,H

---

① 依据 H 医院内部资料整理而成。

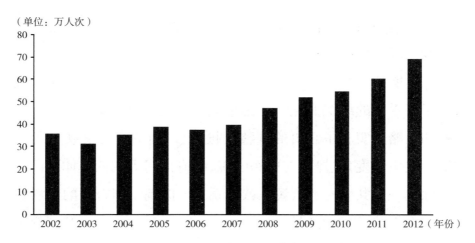

图 5-7　2002—2012 年 H 医院门急诊总量变化

资料来源:依据 H 医院内部资料整理而成。

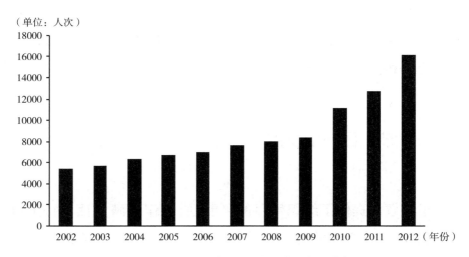

图 5-8　2002—2012 年 H 医院住院病人总量变化

资料来源:依据 H 医院内部资料整理而成。

医院人员随 K 省对外援助医疗队多次赶赴非洲中非共和国、马里共和国等国家实施医疗援助。2003 年至 2009 年,医院先后接待了来自美国、日本、德国、苏格兰、韩国等多个国家的医学专家和学者 40 余人次来院进行学术交流、讲学。同时,H 院也选派医疗骨干先后赴美国、日本、德国等国家和中国香港、中国台湾等地区考察、学习和研修。

综上所述,由管理体制改革引发的持续的制度过程给 H 医院带来了一系列的组织变化。为适应新的制度角色要求,H 医院在战略和策略上实施了必要的调整,通过组织间的资源交换和组织层面的权力制度化过程,与中医学院、政府部门等相依主体逐渐构建和强化一种共生性的资源依赖关系。H 医院组织自身的发展目标与中医学院、政府部门等提出的其他要求交织在一起,共同规制和引导了组织的行动。借助制度的"赋能",H 医院的生存获得了更多来自外部相依组织在人力、资金上的物质资源支持,同时也通过自身的积极行动和更多的外部联系与合作,不断强化了组织发展的合法性,在维持组织内部的稳定性的同时,实现了组织效能边界的迁移和扩张。①

第二节　医院的发展困境与资源依赖格局的强化

组织效能提供了组织生存的可能性,而作为满足社会特定目标的工具,现代组织的有效性总是与效率这一重要的内部性标准有关。改革开放以来,医疗服务领域的改革往往被冠以"自主化"

---

　　① 在前文给出的关于组织效能的观测指标中还包括了"患者满意度"等指标,但我们没有在此处陈述 H 医院提供医疗服务的患者满意度状况。其原因主要是:依据 H 医院历史资料中的"患者满意度"调查数据来看,在改革伊始就已经保持在超过 95% 的较高水平,十年中并没有发生十分显著的变化。而就该数据的搜集和结果而言,因是 H 医院自身所做的统计,故也不能够保证其充分的科学性和客观性。当然,如果数据是真实可信的,那么规模扩张了的 H 医院能够继续保持较高的患者满意度也可以说明其组织效能的提升。

或"市场化"之名，制度设计者正是企图通过"放活"地方微观行动者，发掘和调动社会自发力量，运用市场工具重新配置资源，使医疗服务的提供过程能够更有效率地进行。如 H 医院管理体制改革这样的制度改革尝试在推动组织效能边界转移和拓展的同时，能否如其设计者起初的设想，通过调整资源配置的格局来促成组织运行和服务提供效率的提升？

以下的分析将借助普力克和哈丁关于医院管理改革的评估框架中所提供的考察指标。本书已经指出，这些分析指标可以被纳入到制度变迁的系统框架中。外部制度环境的改变将经由资源依赖过程影响这种制度变迁的组织化过程，并经由影响组织变革的有效性来影响组织行为及其绩效。我们将着重于观察"干预组织变革"的五个维度：社会功能的明确保障程度、剩余索取的实施状况、可问责性、市场进入程度、决策权的实施状况。值得注意的是，在实践中，许多变量往往是交织在一起对医院绩效状况产生作用的。因此，我们既需要关注"干预组织变革"的直接过程，也需要关注影响组织行为的"外部环境"因素。

那么，隶属关系的变化以及随之而来的制度角色的重塑如何影响 H 医院的组织效率？一定程度上说，管理体制改革不但直接决定了 H 医院所处的制度环境的变化，而且间接影响了组织内部管理改革的有效性，影响了组织的行为与绩效。如前文所述，由于体制改革推动了 H 医院制度角色的重新塑造，这带来了组织间资源依赖关系的变化，给 H 医院提供了发展的新机会，较为显著地提升了组织效能。即便如此，H 医院在成建制划转后的十年里，特别是在组织自身力图优化内部运作效率的过程中，并非没有遇见问题。本节将会从资源依赖的视角重点讨论这种管理体制的改变对组织技术效率和配置效率的影响过程。

一、技术效率的踟蹰

技术效率指标关涉组织直接的生产能力,是对资源利用和转化能力的一种衡量标准。现代意义上所谓成功的组织,总是那些被认为是实现了较高的技术效率——在最低成本的情况下完成了某项特定任务,或者在一定成本的情况下获得了最大收益——的组织。这甚至被视作是理性组织存在的理由。

成建制划转后,H 医院与 K 省中医学院都试图通过双方的资源共享与合作来实现各自的发展目标。依据教育和卫生制度、政策的要求,省中医学院欲从"中医学院"升格为"中医药大学",就必须符合相应的临床和招生规模。类似的状况是,H 医院试图发展为"三级医院",就必须达到相应的"硬性"要求。政府相关部门出于自身部门利益的考虑,也进一步助推了这种社会功能目标的膨胀。为了实现相应的社会功能要求(临床教学功能的培育、中西医结合特色学科建设和医疗服务业务的拓展),H 医院不得不扩大规模,提升等级。

在此背景下,H 医院在人员数量、床位数量、固定资产总额(见图 5-9)等指标上都实现了较大的增长,总收入和总支出额明显增加(见图 5-10)。也即是说,组织的生产投入在管理体制改革后的十年时间里得到了显著的上涨。

值得注意的是,虽然政府部门、省中医学院对 H 医院提出诸多发展的新要求,H 医院也十分依赖于政府部门、省中医学院等行动者所提供的资源,但是它们对 H 医院生产过程及技术效率的监督和控制却并没有达到理想的效果。这种外部监督和控制的不力

（单位：万元）

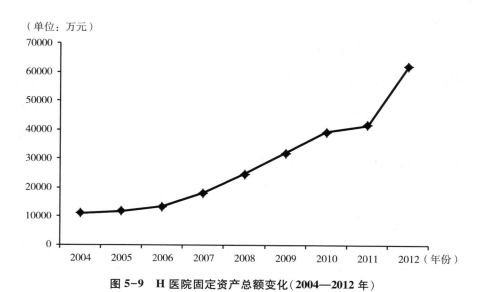

图 5-9　H 医院固定资产总额变化（2004—2012 年）

资料来源：依据 H 医院内部资料整理而成。

（单位：万元）

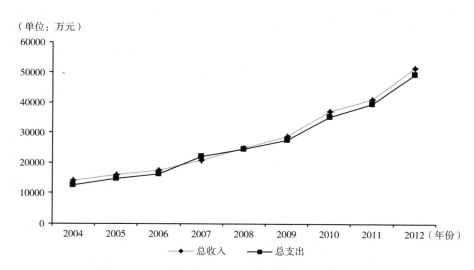

图 5-10　H 医院总收入与总支出额变化（2004—2012 年）

资料来源：依据 H 医院内部资料整理而成。

来源于 H 医院与政府部门、省中医学院等组织之间共生相依关系的局限性。

20 世纪 80 年代以来,"放权让利"与"绩效控制"双管齐下,一直都是政府所推动的公立医院及医疗服务领域改革的重要内容之一。但是,改革的成败和效果实际上更直接地由地方行动者的实践来决定。为了顺应国家政策和制度的要求,地方政府以及相关职能部门向 H 医院、中医学院等组织提出了发展中医药事业、维护公益性和提升医疗服务水平的要求。成建制划转之后,H 医院被更多地要求朝着省级公立医院改革的目标和方向而努力(见表 5-3)。卫生行政部门所提出的一系列新要求使得 H 医院不得不在持续调整内部管理、优化医疗服务的同时,学习扮演更多的新角色。

表 5-3 K 省省级公立医院改革发展和管理目标责任制考核自查表(总分 100 分)

序号	考核项目	考核内容及分值	评分方法
1	一类目标（30分）	全面开展预约诊疗服务。各种类型的门诊预约总比例达到既定比例(10分)	1. 预约比例未达到责任状的要求,扣10分; 2. 未开放接口进入 K 省医院预约诊疗服务平台,扣10分;预约形式单一,未超过3种方式,扣3分;未开展面向社区卫生服务机构的预约,扣2分
2		遏制医药费用不合理增长势头,门诊、住院均次费用零增长(10分)	1. 门诊住院均次费用一项未达到零增长要求,扣10分; 2. 药品收入占业务收入比例不达标,扣2分;抗菌药物占药品消耗比例不达标,扣2分;同级医疗机构检查结果不互认,扣1分
3		切实担负起省级公立医院应有的社会责任,完成支援基层医疗机构及各项政府指令性援建任务,在执行《K 省继续实施万名医师支援农村卫生工程》中,完成"6+X"任务(10分)	1. 派驻医师数量及工作时间未达规定要求,各扣2分,如未派驻医师倒扣6分;未接收规定数量的人员进修,扣2分;无培育重点专科的规划与措施,扣2分;未建立远程 ICU 会诊系统,扣2分; 2. 在对口支援工作中,有创新举措,加2分

序号	考核项目	考核内容及分值	评分方法
4	二类目标（40分）	扎实开展"医药回扣专项治理年"活动,坚决治理商业贿赂,强化行业自律和医德医风建设(5分)	每发生一起因医药回扣含统方案件(查证属实或法院判决的),扣1分,扣完为止;同一案件涉及3人以上的,扣5分
5		全面推广临床路径管理试点工作,扩大试点专业和病种(5分)	1. 未推行临床路径的,扣5分; 2. 试点专业和试点病种未达目标的,各扣2分;病种平均入选病例和变异率未达目标的(抽查2—3个病种),各扣2分,扣完为止
6		加快推进医院信息化建设,积极开展电子病历试点工作,充分发挥信息化在监管诊疗行为中的作用(5分)	1. 未推行电子病历试点工作的,扣3分; 2. 信息化数据上报不及时,扣2分
7		合理配置护士人力资源,床护比达到1:0.4以上,优质护理服务示范工程病房达到目标(5分)	1. 未开展优质护理服务示范工程的,扣5分; 2. 病房床护比未达到1:0.4以上的,扣2分;开展优质护理服务示范工程的病房数未达到目标的,扣2分
8		积极推行医疗纠纷第三方调解机制,实行医疗责任保险;建立医疗纠纷防范和处置机制,及时妥善处理医疗纠纷,确保医疗质量,医疗事故发生率≤0.03‰,不发生完全责任医疗事故(5分)	1. 未实行医疗责任保险的,扣5分; 2. 发生一起完全责任医疗事故,扣5分; 3. 未建立医疗纠纷防范和处置机制,扣2分;医疗事故发生率>0.03‰,扣2分;医疗纠纷防范和处置机制不健全或不具操作性的,扣1分
9		积极推进医院综合改革,深化人事制度改革,健全聘用和岗位管理制度,实现能进能出、能上能下的用人机制,完善以服务质量和效率为核心、能充分调动医务人员的积极性的绩效考核和分配激励机制(5分)	查阅文件、资料,医院无相关改革的措施,扣5分;有措施但未执行的,扣2分
10		规范临床检查、诊断、治疗、使用药物和植(介)入医疗器械行为,对医疗、用药行为全过程追踪管制,加大对"大处方"行为的查处力度,优先使用基本药物,推广适宜技术(5分)	随机抽取2011年病历10份,发现1份"大处方"或大检查的,扣5分,发现2份以上的,倒扣5分
11		加强医院财务管理和成本核算,完善医用设备和医用耗材管理、采购,降低检查费用,百元医疗收入卫生材料消耗控制在既定目标内(5分)	1. 百元医疗收入卫生材料消耗超过既定目标的,扣5分; 2. 随机抽取2011年病历10份,发现1份大检查的,扣5分,发现2份以上的,倒扣5分

续表

序号	考核项目	考核内容及分值	评分方法
12		优化门诊诊疗服务流程,全面推广叫号服务,合并挂号、收费、取药等窗口,简化就医手续,缩短群众等候时间;推行节假日和双休日门诊(6分)	1. 实地查看,标识不清晰,服务流程不清晰,扣3分; 2. 节假日和双休日没有安排门诊医疗服务的,扣3分
13		继续开展单病种质量控制工作,扩大病种数量,积极参与单病种支付方式改革(6分)	1. 未开展单病种质量控制工作的,扣6分; 2. 开展工作的,未定期(至少3个月)对质量监控指标进行分析与评价并提出相应措施的,扣2分;有措施,未落到实处的,扣2分
14		强化医院感染控制,落实医院手术室、血透室、供应室等重点部门SOP及质量控制工作,全面提高医务人员的院感控制意识和能力(6分)	1. 开展各种形式医院感染知识培训与考核,培训面<90%,扣1分; 2. 手卫生依从性<70%,扣1分; 3. 重点部门质量控制工作未落实卫生部有关规范和标准,每个不符扣2分
15	三类目标 (30分)	规范化建设临床输血科,全面加强合理用血、科学用血(6分)	1. 未按要求设置输血科扣4分,人员配置、业务用房面积未达要求,每项扣2分; 2. 查5份病历,发现1份不合理用血,扣1分; 3. 自体输血率≥5%,每下降1%,扣1分;抽5份自体输血病例,无自体输血治疗告知书,每份扣1分
16		认真学习《中华人民共和国执业医师法》《中华人民共和国母婴保健法》《医疗机构管理条例》《护士条例》《医疗机构校验管理办法(试行)》等法律、法规、规章以及相关规定,严格人员、技术准入,严格依法行医,做好日常执业行为自律;按照《K省医疗机构不良执业行为记分管理暂行办法》发现有不良执业行为的,此项目标视作不达标(6分)	1. 发现不具备执业资格的人员独立执业,扣6分; 2. 发现医院超范围执业,扣6分; 3. 发现医院未经技术准入开展相关业务,扣6分; 4. 其他不良执业行为记录,一起扣2分 (2011年度参照省卫生监督所检查结果,各医院以收到处罚通知书进行客观评价)

资料来源:依据 H 医院内部资料整理而成。

　　然而,在实践中,双方不可避免地存在着诸多信息不对称的问题。在此情形下,政府出于自身政绩的考量需求(一种对合法性资源的依赖)而设定了一些基本的更具"操作性"的经济数量的标准,譬如完成一定的业务量。医院也更多的是基于对这些指标或任务的完成来换取相应的补贴或支持。而且,如大型基础设施建设等专项补助的划拨,政府往往会有较大的自由度,一般缺乏明确的考量标准。由医院上报产出量,并提供相应的支撑材料,一直都作为一种"实用"的考核方法被采用。许多审计措施的执行也往往"走马观花"。

访问者:医院成建制划转前后的收入和支出结构有什么区别?

受访者:(看了财务收入和支出结构图后)基本是一样的,就是原来我们是没有科教项目收入、科教项目支出这一项的,F大学附属一院、二院这类医院当时就有的。我们的收入的话,医疗收入基本是一样的,财政补助收入分为两块,一块是差额补助收入(按照人员编制数和离退休人员数),一块是专项补助,主要是大型基建和大型设备,这个是要我们打专题报告上去申请的。比如我们要500万元,财政可能给你200万元、300万元。如果说得好的话,比如我们需要1200万元的基建项目,财政有可能给你600万元。

访问者:那政府凭什么来决定专项补助的多少呢?

受访者:这个是财政按照资金安排的。(那个时候)科教收入是没有的,其他收入是有的,但是包含的内容没有这么多。

(访谈记录20130920-MY[①])

---

① 受访者MY曾为H医院财务部主任。

就监督 H 医院的组织生产过程来看,政府在床位、人员编制的核定,包括在平均住院日、床位周转率等绩效指标的核定时,总是会更多地考虑医院的既定条件和现实"难处",倾向于和医院之间保持一种"默契"的状态。即使达不到原来的计划要求,政府也很少能够采取直接、有效的"惩罚"措施。这当然与改革开放后,通过放权让利,公立医院已经在经济上具备较高的独立性有关。而更直接和重要的是,通过在本行业内重新定位,H 医院成为本区域内"凤毛麟角"的三级甲等中西医结合医院之一①,这已经成为使卫生、教育等政府行政部门实现对于总体事业发展的相应战略要求的重要条件。也即是说,政府与医院之间有限的共生相依关系已经足以庇护二者在合法性资源的交换过程中获得各自的组织效能。

而省中医学院对 H 医院的监督与控制也是有缺陷的。尽管中医学院对其附属医院的考核涉及医疗业务、教学工作、科学研究与社会服务等诸多方面(见表 5-4 和表 5-5),与医疗服务的"工作绩效"有关的考核只是其中很小的一部分——从考评分数上看,只占据 8%。而 H 医院实际所获得的工作绩效水平却在很多方面无法达到中医学院所设定的标准。2012 年的 H 医院已经升格为一所三级甲等医院,可是按照中医学院的考核标准,医院在人均门急诊量、床位使用率、平均住院日等指标上都无法达到要求(见表 5-6 和表 5-7)。

中医学院对大部分指标的考核采取了"查业务报表及上报资料"的方式。由于医院在经济业务管理上的相对独立性,双方对

---

① 2013 年,H 医院已经挂牌成为国家级三级甲等中西医结合医院。

表5-4　K省中医药大学（学院）附属医院年度工作考评各模块一级指标汇总（总分1000分）

模块名称	一级指标及分值	模块名称	一级指标及分值	模块名称	一级指标及分值
一、医疗业务（200分）	1. 工作绩效（80分）	四、学科人才建设（150分）	1. 学位点建设（25分）	六、综合管理（200分）	1. 班子建设（30分）
	2. 质量控制（80分）		2. 学科建设（75分）		2. 组织建设（40分）
	3. 特色优势（40分）				3. 教职工思想工作及统战工作（10分）
	4. 指令性工作（倒扣分）		3. 人才队伍（50分）		4. 党风廉政（30分）
二、教学工作（200分）	1. 学院教学保障（14分）	五、学生工作（100分）	1. 工作思路和组织领导（6分）		5. 财务管理（30分）
	2. 教学管理（20分）		2. 教育管理工作（26分）		6. 信息网络（25分）
	3. 教学建设与改革（66分）		3. 共青团工作（21分）		7. 其他工作（15分）
	4. 教学质量监控（36分）		4. 学生资助工作（5分）		
	5. 教学效果（64分）		5. 心理健康教育（6分）		8. 社会评价（20分）
三、科学研究与社会服务（150分）	1. 科研环境建设（8分）		6. 招生、就业创业工作（23分）		
	2. 纵向科研项目（35分）		7. 队伍建设（9分）		
	3. 科技成果（25分）		8. 创新工作（4分）		
	4. 社会服务（22分）				
	5. 实验室建设与管理（10分）				
	6. 年度科研任务考核（50分）				

资料来源：依据H医院内部资料整理而成。

表5—5　K省中医药大学（学院）附属医院年度工作考评之工作绩效（80分）

一级指标	二级指标	指标内涵与评分标准	考评办法说明	满分	得分
1. 工作绩效（80分）	1.1门急诊人次	①达到K省医院等级评审标准要求得5分。②与上一年相比，每增长1%得1分（与第①相加得分不超过15分）	K省医院等级评审标准：三级甲等≥75万；三级乙等≥60万。下降扣分：总分15分扣完为止。查实业务报表、财务报表及上报资料	15	
	1.2出院人次	①达到K省医院等级评审标准要求得5分。②与上一年相比，每增长1%得1分（与第①相加得分不超过15分），每降低1%扣1分，扣完为止	K省医院等级评审标准：三级甲等≥1.4万；三级乙等≥1.0万。下降扣分：总分15分扣完为止。查实业务报表、财务报表及上报资料	15	
	1.3平均住院日	①达到K省医院等级评审标准要求得5分。②与上一年相比，每下降0.5天得1分（得分不超过5分）	K省医院等级评审标准：三级医院≤14天。查实业务报表及上报资料	10	
	1.4床位使用率	①达到K省医院等级评审标准要求得5分。②与上一年相比，每增长1%得0.5分（得分不超过5分），每下降1%扣0.5分，扣完为止	K省医院开放床位率按实际床位数计算。三级医院≥90%（床位使用率）。下降扣分：总分10分扣完为止。查实业务报表及上报资料	10	
	1.5医疗业务收入	①与上一年相比，每增长1%得1分（得分不超过15分）。②与上一年相比，每降低1%扣1分，扣完为止	下降扣分：总分15分扣完为止。查实业务报表、财务报表及上报资料	15	
	1.6净资产增长比例	①与上一年相比，每增长1%得1分（得分不超过15分）。②与上一年相比，每降低1%扣1分，扣完为止	下降扣分：总分15分扣完为止。查实业务报表、财务报表及上报资料	15	

注：K省中医药大学（学院）附属医院年度工作考评中的"工作绩效"是对医院技术效率的衡量指标。其中，"门急诊人次""出院人次""净资产增长比例"是对"结果"的衡量指标；"平均住院日""床位使用率"是对"生产过程"的衡量指标。在省力克和哈丁（2011）的分析框架中囊括了关于技术效率的更多细化的衡量指标。

资料来源：依据H医院内部资料整理而成。

于具体经营数据的掌握存在着较大的信息不对称。即使在实践中 H 医院能够如实呈报材料,中医学院欲对其实施有效考核也存在相当的难度。事实上,虽然中医学院提出了考核医院的各种要求,但是无法通过"经济杠杆"对医院实施直接、有效的监督和控制。

更何况,中医学院对其几所附属医院的重视程度和亲疏关系总会因为自身组织任务和目标的变换而有所不同。体制改革前学校所作出的在基建资金等方面对医院予以支持的"承诺"并没有兑现,这使得双方在物质资源上的依赖程度变得更为有限。而中医学院自身的不断扩张又增加了管理成本,弱化了对多个下属医院的控制。因而,与政府一样,省中医学院与 H 医院之间有限的共生相依关系阻碍了对 H 医院组织生产过程的有效控制和监督。

表5-6 2002—2012 年 H 医院人员工作效率变化情况

年份	职工数 (人)	人均业务收入 (万元)	人均门急诊量 (人次)	人均住院量 (人次)
2002	457	22.91	783.30	11.88
2003	493	21.67	637.79	11.54
2004	523	23.51	677.16	12.07
2005	564	28.29	686.93	11.90
2006	612	28.29	611.64	11.44
2007	663	27.37	599.17	11.50
2008	733	31.63	645.82	10.99
2009	842	31.78	619.66	10.00
2010	958	35.94	568.07	11.78
2011	1032	36.59	587.29	12.33
2012	1063	44.75	652.55	15.19

资料来源:依据 H 医院内部资料整理而成。

表 5-7　2002—2012 年 H 医院病床使用情况

年份	平均住院日（天）	病床使用率（%）	床位周转率（次/床）
2002	—	81.43	15.46
2003	16.69	82.79	16.25
2004	15.98	81.80	—
2005	15.37	79.08	—
2006	16.49	83.54	17.88
2007	15.84	95.12	20.60
2008	15.55	97.13	21.89
2009	15.83	101.09	22.89
2010	17.40	69.62	13.82
2011	16.59	84.67	16.48
2012	15.04	86.07	

注：部分数据缺省。
资料来源：依据 H 医院内部资料整理而成。

　　依据上述分析来看，正是在外部相依组织异化的监督和控制下，H 医院制造了一种更重视投入，而忽视生产过程的组织经营氛围。而当这种对生产过程的问责缺陷长期存在时，也进一步使得 H 医院组织内部的技术效率无法有效成长。

　　管理体制改革后的十年，H 医院在职工总数方面增长到 2.33 倍（见表 5-6）[①]，可是劳动生产力却没有因为组织级别的上升或规模的扩大而提高。人均门急诊人次和人均住院人次反映了这种长期低效的生产过程。人均业务收入虽然提高到 1.95 倍，但是这并不能用劳动生产力的提升加以解释。H 医院的业务总收入增长到十年前的 4.54 倍，这一点除了与门急诊人次、住院人次总量的

---

① 职工总数增长的同时，医生、护士和行政后勤人员的比例产生了一定的变化。

增加(分别增长到十年前的 1.94 倍、2.97 倍)直接相关[1],可能还与患者均次费用的上升有关。就这一点而言,不只是与药品费用上涨的一些市场因素有关[2],由医院等级提升所带来的更高的收费[3]也可以解释其中的一部分原因。

人均门急诊人次＝门急诊总人次/职工总数

人均住院人次＝住院总人次/职工总数

人均业务收入＝业务总收入/职工总数

业务总收入＝门急诊均次费用×门急诊总人次+住院均次费用×住院总人次

就床位使用情况而言,H 医院在增加床位和维持适当的"床护比"之间实际上存在着较大的矛盾。尽管整个过程在 H 医院的管理者看来十分艰难,实在"颇费口舌",卫生主管部门在 H 医院和中医学院的"游说"下,最终还是会为了"本省卫生事业和中医药事业的发展",向 H 医院给予增加核定床位数的支持和帮助,而之后对 H 医院的人员工作效率、床位使用情况等却缺乏有效的控制。可是,在床位数不断扩张的同时(增长到十年前的 3.4 倍有

---

　　①　H 医院的门急诊人次和住院人次的上涨可能与 21 世纪以来农村合作医疗体系等医疗保障体系建设的推进有关。而且,2010 年住院楼的竣工为住院量的上升提供了可能的物质基础,住院总人次上涨速度明显加快(从病床使用情况可以看到其中的影响)。从中也可以发现医院规模、床位数增加对人均业务收入增长的间接影响。

　　②　医疗服务市场中药品价格存在"虚高"现象。许多观察者指责物价部门的定价与核价机制不合理、不科学,使得药品在流通和销售环节中存在很大的利润空间。

　　③　依据我国公立医院管理规定,不同级别的医院在部分收费项目上实施差别定价,三级医院的收费标准相对是最高的。

余)①，H 医院的护士数量却因为市场环境的限制而没有显著增加②，床位数和护士数的比例一直没有达到 1∶0.4 的要求。③

这种不适当的"床护比"可能带来低质量的医护水平，而在持续的实践中，有限的业务量以及随之带来的床位空置现象又使得组织事实上不敢"过多"地招聘护士，以避免带来更大的成本与资源浪费。有时候，医院甚至会通过延长患者的住院时间，来保证不减少相应的业务收入。不但床位使用情况因此而恶化（见表5-7），而且这种"过度医疗"无疑是对患者利益的一种变相损害。更何况，在以床位数（或者人员编制数）作为参考来实施财政定额补助的制度条件下，床位的"实际空置"本身就是对公共资源的一种浪费。可对于这类问题，卫生主管部门和省中医学院都因为相互依赖的局限性而没有太多"过问"。

对于 H 医院来讲，虽然管理体制的改革带来了更多的对外合作和获取资源的机会，但是组织内部的生产过程却因为不适当的外部引导而常常并不符合执行行政部门提出的目标所需。这一过程不但与管理体制改革所带来的双重领导体制的不充分监督有关，而且与组织所处的筹资体系和市场环境有关。许多外部要求并不能按照原初计划被顺利实施，而此时组织往往又会采取表面

---

① 管理体制改革伊始，H 医院的核定床位数为 350 张，2013 年则达到了 1200 张。
② 在医疗服务行业领域内普遍存在的一个现象是护士的高流动率。有人认为这与护士工作的高强度和不匹配的收入待遇有关。在公立医院编制配备和薪酬体系中，护士相较于医生也明显具有职业弱势。
③ 床位数和护士数都满足一定的规模效应，过多可能造成资源浪费，过少无法满足临床需求。而二者间的组合则会影响住院患者接受的护理水平。依照卫生主管部门的要求，一般而言，1 张床位至少配备 0.4 名护士，即 1∶0.4。1978 年，卫生部发布《综合医院组织编制原则（试行草案）》，确定了我国病房护理人力资源配置标准。自那以来，床护比例 1∶0.4 的标准一直未予更新。

上回应和妥协的策略。H 医院必须首先保护组织内部运作的稳定性。正如詹姆斯·汤普森（James Thompson）提出的命题所述，为了生存的稳定性，身处开放系统中的组织需要保护其核心技术区块，免遭外部环境的冲击。[①]

因此，在组织间的共生相依关系助推 H 医院承担的社会功能目标持续膨胀的同时，由不适当的资源依赖关系而引致的外部监督和控制的不力实则影响了 H 医院组织内部生产过程的有效性。政府政策性要求和省中医学院的监督措施虽然表面上已经被实施了，但实际上无法有效执行。而在市场环境等外部因素的共同作用下，这种外部问责和控制的失效又与组织管理资源依赖的行动相互强化，一定程度上导致 H 医院在管理体制改革后的十年中没能在人员工作效率、床位使用情况等与生产过程有关的技术效率指标上出现显著的上升，甚至在某些指标上还出现了下降。

更具有讽刺意味的是，虽然 H 医院持续扩张与发展，升格为三级甲等中西医结合医院，其组织内部的技术效率却在管理体制改革后的几年中已经相对落后于本省医院的平均水平（见表 5-6、表 5-7、表 5-8，图 5-11、图 5-12、图 5-13）。这也进一步拉大了 H 医院与本区域内同级别医院的竞争力差距。

表 5-8　2002—2011 年 K 省医院平均门急诊量、住院量及病床使用情况

年份	门急诊量（人次）	住院量（人次）	床位使用率（%）	平均住院日（天）	床位周转率（次/床）
2002	156147	3371	81.0	11.4	—
2003	157257	5207	84.6	11.3	26.0

---

① 参见［美］詹姆斯·汤普森：《行动中的组织——行政理论的社会科学基础》，敬乂嘉译，上海人民出版社 2007 年版，第 25 页。

续表

年份	门急诊量 （人次）	住院量 （人次）	床位使用率 （％）	平均住院日 （天）	床位周转率 （次/床）
2004	168289	4690	87.6	11.9	25.3
2005	182127	4974	85.3	11.8	25.6
2006	183820	5003	85.6	11.4	26.5
2007	185160	5171	88.6	11.6	27.7
2008	203284	5652	89.8	11.3	28.3
2009	215375	5922	93.1	11.5	29.1
2010	228357	6339	94.4	11.3	29.8
2011	248513	6702	94.6	11.0	31.0

注：部分数据缺省。

资料来源：依据《中国卫生统计年鉴》（2003—2012 年）的数据整理而成。

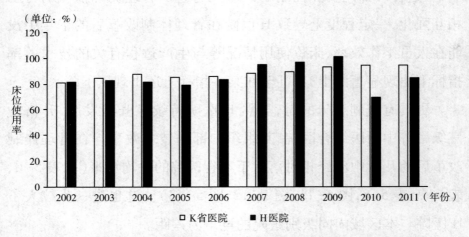

图 5-11　K 省医院平均床位使用率和 H 医院床位使用率对比（**2002—2011 年**）

资料来源：依据 H 医院内部资料和《中国卫生统计年鉴》（2003—2012 年）的数据整理而成。

二、配置效率的裹步

不难发现，上面提到的"床护比"不仅仅关乎技术效率的问题，这个例子也可以用于说明资源依赖对配置效率改进所造成的阻碍作用——"床护比"本身就是考核配置效率的一种指标。配置效率关乎组织如何通过投入"正确的组合"，来做"正确的事"，

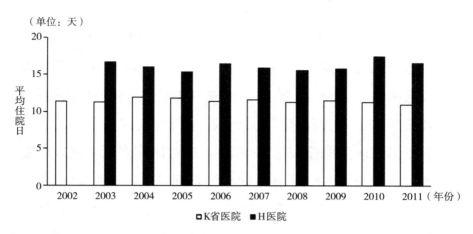

图 5-12　K 省医院平均住院日和 H 医院平均住院日对比（2002—2011 年）

注：部分数据缺省。

资料来源：依据 H 医院内部资料和《中国卫生统计年鉴》（2003—2012 年）的数据整理而成。

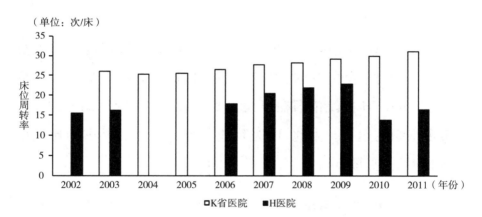

图 5-13　K 省医院平均床位周转率和 H 医院床位周转率对比（2002—2011 年）

注：部分数据缺省。

资料来源：依据 H 医院内部资料和《中国卫生统计年鉴》（2003—2012 年）的数据整理而成。

是对资源分配合理性的考量标准。在共生相依的组织间互动关系影响下，社会功能目标不断膨胀，如床位数这样的医院规模指标数额持续上涨，而与相应的人力资源供给量（护士数）之间的比例存在失衡。正如 H 医院"床护比"提供的事实所显示的，这有可能扩大组织的运行成本,威胁到技术效率以及医疗服务的质量水平。

除了"床护比"的失衡问题,人员投入和医疗用品投入上的比例问题也可以说明这种配置效率的困境。20 世纪 80 年代以来,财政投入的减少、政府定价、药品加成和医疗人员劳务价格偏低的制度环境带来了"卖药为生"的公立医院行为模式及生存状况,由此引发了诸如医院医疗服务水平下降、患者医疗费用上涨等问题。在加大城乡居民的医疗保障力度和覆盖面的同时,中央与地方政府以及各级卫生主管部门都试图通过强化公立医院组织内部的绩效管理,优化医疗服务提供的水平,以解决相关的问题。在此背景下,H 医院所处的区域内的许多同级别的大医院都凭借这种外部的监管手段和内部的改革措施,一定程度上实现了"药占比"的下降。

然而,管理体制改革后的十年中,在 H 医院每年投入的人员经费比例相对下降的同时,医疗用品经费比例却没有显著的改变(见表 5-9)。H 医院依旧在很大程度上依靠在医疗用品上的投入来实现组织的运行。由此,H 医院业务收入中药品所占的比例始终居高不下(见图 5-14)。

表 5-9　H 医院的医疗用品支出占总支出的比例(2004—2012 年)

年份	总支出(万元)	医疗用品支出(万元)	医疗用品支出占比(%)
2004	12592. 15	6465. 57	51. 34
2005	14682. 78	7936. 36	54. 05
2006	16075. 16	8411. 59	52. 33
2007	21955. 02	10733. 90	48. 89
2008	24608. 99	14252. 85	57. 92
2009	27729. 53	16619. 65	59. 93
2010	35387. 30	21843. 89	61. 73

续表

年份	总支出（万元）	医疗用品支出（万元）	医疗用品支出占比（%）
2011	39681.78	23372.72	58.90
2012	49436.83	29477.00	59.63

注：医疗用品支出包括卫生材料费（血费、氧气费、放射材料费、化验材料费、其他卫生材料费）和药品费（西药费、中药费、中草药费），不包括医疗设备购置费和维修（护）费。
资料来源：依据 H 医院内部资料整理而成。

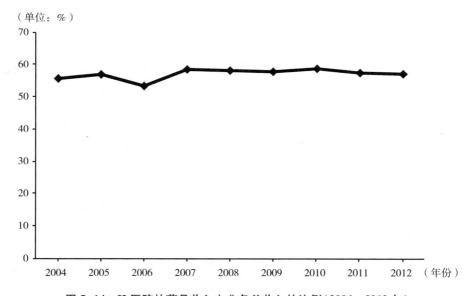

图 5-14　H 医院的药品收入占业务总收入的比例（2004—2012 年）
资料来源：依据 H 医院内部资料整理而成。

　　除了市场环境与医疗服务上的非市场定价没有从根本上改变，为 H 医院不断地强化"多卖药"的行为模式提供了可能性，管理体制改革后组织间相依关系的局限性以及 H 医院自身在资源配置上的"历史遗留问题"也是重要的助推力。诚然，如若界定是明确的，资源的支持和保障是充分的，那么社会功能的膨胀也可能不会带来组织资源配置的问题。可是，由政府监督不力引致的社会功能界定的模糊以及保障不充分，却使得本来已经存在诸多资源限制问题的 H 医院更加重了资源配置的困境。

值得注意的是,在 H 医院管理体制改革后的发展过程中,无论是临床教学功能的拓展、中西医结合特色的培育,还是业务范围的扩大,事实上都在资源依赖因素的影响下,助推了 H 医院内部管理和运行成本的上升,进一步带来了 H 医院内部工作人员的权责失衡以及不适当的激励效应。

省财政厅:

我院原名 K 省建工医院,隶属 K 省建设厅,是一所事业单位性质,集医疗、科研、教学、预防保健为一体的二级甲类综合性医院和省文明医院,爱婴医院,省、市医保的定点医院。2003 年 2 月经 K 省人民政府批准成建制划转为 K 省中医学院附属医院。

按照医学院附属医院的发展和建设要求,我院正立足于现有二级甲等医院的基础上,拟在 2004 年度内接受三级乙等医院标准的评定并力争在后五年的时间里,使医院的建设按国家中西医院管理要求达到三级甲等医院标准。创建一批国内先进或领先水平的、具有中医药特色和优势的中医药重点学科是中医学院附属医院发展的内在要求,按照三级乙类中西医结合综合性医院标准要求,需建立至少两个以上中医药管理局重点学科。目前我院已向中医药管理局申请建立中西医结合风湿免疫病科、中西医结合骨科、中西医结合肝科、中西医结合脑康复科、中西医结合男科等重点学科,需要投入大量的资金。资金主要用于扩展床位,仪器设备的添置,新技术、新项目的开展需要及分配方面,研究实验室的建立等。恳请财政给予拨款 10 万元。

（H 医院 2003 年文件《关于申请批拨 2004 年度中医药重点学科项目款的报告》）

随着组织所处的制度环境更趋复杂化，H 医院不得不在组织内部构建起相应的制度或机构以回应这种变化，譬如建立科教部、名中医分馆等部门，通过聘请外部人员来完成特定的组织任务。而外聘人员和组织功能区块的增多实际上加大了协调和整合的难度。接下来，我们以临床教学功能的培育为例，来说明这种组织资源配置效率的问题。就临床教学方面的工作而言，H 医院可能面临的最大问题就是教学编制和人才资源的不足。

要抓好临床教学工作，加强附属医院的教学职能。第一阶段：实行院系合一，建立健全临床教研组织和工作制度，成立临床教学办公室和 17 个教研室，积极培育师资队伍，扩大硕士生导师队伍，逐步接受学院实习生的后期临床教学任务。第二阶段：全面衔接中医学院"十五规划"，2008 年后将全盘接受学院临床医学系的后期临床教学任务。到 2008 年底，医护人员中获教师资格人数应达 200 名左右，教编比例占职工总数约 20%，教研室设置完全按学院要求开展工作，后期临床教学质量将进一步提高。

（H 医院 2004 年文件《H 医院事业发展五年规划（2004—2008 年）》）

根据卫生部、国家中医药管理局的有关规定，承担临床教学功能的医院,其教学编制人员应占职工总数的 12%—15%(当时 F 大学医学院附属医院的教学编制人员比例已经远高于此标准)。H 医院的管理者根据医院的实际情况,拟配置教编比例为 20% 左右,分步到位。而实际上,成建制划转后的十年,H 医院本院的教学编制人员数量却一直没有达到起初规划的要求,目前仅为 3%。

造成这种状况的原因来自两个方面:一方面是由于 H 医院长期以来在人力资源方面的相对薄弱仍旧限制了组织运营的有效性,内部教学科研人才的缺乏使得组织不得不依赖于外部组织"借用"的人力资源。另一方面则是由于省中医学院的发展壮大,使得其附属医院及教学医院的数量增多,客观上满足了临床教学的需求。

从外院聘请的从事本院学生教学工作的人员费用往往很高,一般为本院教职工薪酬的三倍之多。虽然这类外部聘请的教学人员能够从省中医学院的资金渠道获得相应的薪酬补偿,但是由于这些人员具有临时性的特征,所以不便于监督和管理。而对于本院职工来讲,除了那些具有教学编制的人员能够从学校获得一定的补贴外,主要的补贴还来自医院自身的绩效工资和福利奖金。由于教学任务完成质量的衡量本身缺乏十分清晰的标准,而且不像医疗业务那样能够直接给组织带来"收入",因而对组织和相应的教学工作人员来讲,都较难构成一种有效的激励。

而且,作为负责学校西医临床教学的管理和统筹者之一①,H 医院不只是需要管理其他中医学院直属医院的西医教学工作,还

---

① 这与 H 医院原为西医综合性医院有关。成建制划转后,一方面 H 医院成为中西医结合医院,但是一直力图维持其西医技术在中医学院系统内部的优势;而另一方面,H 医院自身的教学工作却仍然需要花费"重金",外聘其他更强的同行医院的专家。

需要在其他中医学院非隶属关系的组织和人员之间加以协调。可是,由于信息不对称、非市场定价等原因,诸如教学管理等医院社会功能的扩展并没有让组织和相关工作人员获得等价的资金补偿。对于一线医疗服务人员而言,"身兼数职"的情况成为一种严重的负担。也可以说,职能的扩展以及人员构成的多样化反而给H医院自身的运营带来了资源配置的问题。

自2002年以来,随着人均劳务成本的上升以及医院人员总数的增加,H医院的人员经费支出持续上涨。类似的情况还有为"市场营销"和"品牌推广"所支付的费用。这些新的支出项没有明确的补助来源,主要依赖于医院从既定的管理费用栏目中以"人员经费"或"其他"的名义进行划拨。也就是说,随着医院等级的上升以及市场环境的变化,组织在人员劳务上的实际花费成本愈发增加了。在"管理费用"不断攀升的同时,直接投入中西医结合特色专科等学科建设以及其他科研方面的成本也不断加大。H医院虽然可以借助中医学院、财政厅、卫生厅、教育厅等部门的"科教项目""重点学科"建设专项资金获得一定的支持,但是这部分资金只占据医院相关投入的小部分(见图5-15),大部分资金依旧需要依赖于医院的自筹。①

另外,社会功能目标的"膨胀"还使得组织用于购置设备、基础设施建设等其他方面的支出也持续增加了。可是,对这些开支的补偿主要还是来自医院的业务收入。事实上,在自主经营的情况下,这种社会功能的不明确界定和不充分保障使得H医院总是会将资源用于解决自身最为棘手的生存问题。一直困扰H医院

---

① 即使如此,"科教项目"和"重点学科"的补助资金中的很大一部分,可能还需要以支持科研、学科建设为名,用于基础设施建设和物资设备购置。

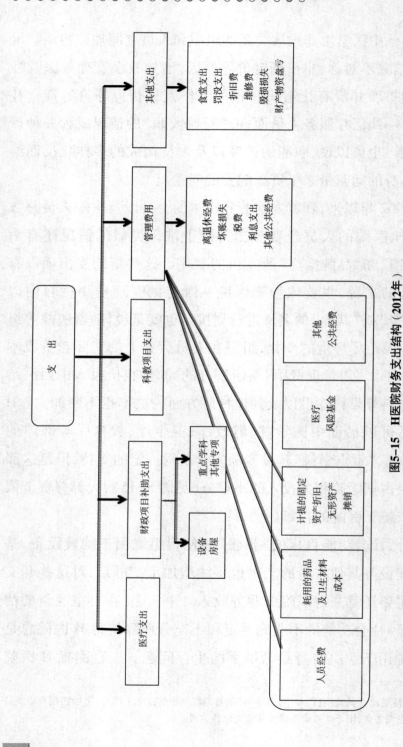

图5-15 H医院财务支出结构（2012年）

注："重点学科其他专项""科教项目支出""人员经费"等都是H医院成建制划转后显著增加的支出项目。
资料来源：依据H医院内部资料整理而成。

管理者的一个难题是,即使组织的资源获取能力提升了,总体收入上升了,新增加收入中的很大一部分还是——与管理体制改革前一样——不得不投入到医院的基础设施建设上,以弥补"资金缺口"的问题。

然而,长期负债导致的资金缺口无法在短期内"填满",组织付出的成本却进一步因为自身的扩张和市场的变化而上升。为了提升医院的"实力",符合更高等级和档次医院所应该配备的物质和技术条件,组织增加了购买高精尖仪器、设备等方面的支出。可是,在医院管理者看来,无论是卫生主管部门,还是省中医学院,都没有在医院的负债问题上给予充分的支持。

> **访谈者**:想了解一下医院是职工医院的时候,跟一般的公立医院有什么区别?
>
> **受访者**:不一样的,拨款途径不一样。我们那个时候属于建设厅系统,财政厅的拨款途径是向建设厅拨的。专项资金也不一样,那个时候就是不顺,那个时候财政厅是通过工交系统这条线拨下来的。
>
> **访谈者**:那么,经费多少有没有差别?
>
> **受访者**:嗯……应该说要经费的途径都是跟财政厅要,但是像现在在大卫生系统里后就比较顺。现在其实扶持力度小啦,那个时候每年都有基建项目。
>
> **访谈者**:那个时候一般公立医院每年都有这个专项经费吗?
>
> **受访者**:是的啊,你看现在人家都已经建好了。F大学附属一院、二院都是拨款50%,2003年以前都是国家拨款的,现

在就没有了。

访谈者：2003 年之后就没有基建专项经费了吗？所以说我们即使转到卫生系统里了，新大楼也没有政府拨款？

受访者：是的，我们一分钱也没有的。现在 A 市的（市级医院）还是有这个经费的。

访谈者：就是说属于市卫生局的还是有这个经费的？

受访者：对啊，它有的啊，它可以直接跟 A 市政府要的。你看看像市二医院，它们是 1/3 自己出，1/3 学校出①，1/3 市政府出。它所有 4 亿多元，自己只要拿出 1 亿多元就好了。我们如果 2.7 亿元自己拿出 1 亿多元，债都不用背了。是不是啊？我们还都还了。市级的话，市政府都扶持的。

（访谈记录 20130918-GYD）

这种高负债率的生存状况使得 H 医院无法将收入"结余"（剩余）用于增加员工福利和奖金开支，进而使得 H 医院在职工的薪酬待遇方面一直落后于本区域内同级别的"竞争对手"，也降低了对于高端人才的吸引力。对员工激励效应的不充分也进一步影响了 H 医院改进医疗服务水平的动力。

从理论上讲，当某种资源的重要程度高，资源供给的可替代程度又很低时，组织对资源供给者的依赖程度便会维持在较高的水平。正因如此，在筹资体系和市场环境没有改变的情况下，H 医院为了自身的生存，一方面会尽量争取来自政府的政策性优惠，让政府保护其免受市场冲击；另一方面，H 医院又不得不通过继续采用

---

① 市二医院是 A 市另一所大学的附属医院。

"多卖药"的方式，来换取对相应的组织运行成本的补偿。在此过程中，不适当的组织间的资源依赖关系强化了 H 医院的这种资源配置的困境。

第三节　制度变迁下的发展与迷局

在过去的十余年里，中国许多大型城市公立医院的发展进入蒸蒸日上的黄金时期。与此相伴而生的、具有讽刺意味的一个矛盾现象是，它们其中很大一部分都多多少少面临着组织绩效改进的难题。本节聚焦于 H 医院管理体制改革之后十年所延续的制度（变迁）过程，特别是这种制度（变迁）过程给组织自身行为和绩效所带来的影响与作用。通过对历史的回顾和梳理，我们发现：

一方面，管理体制改革后，H 医院重新定位了制度角色，并通过资源交换和权力制度化等共生相依关系的建构过程，获得了更大的生存与发展机会。资源禀赋、政策导向和场域环境的变化，共同被用以解释 H 医院的生存处境和发展预期，推动了组织重新"议定环境"的过程。随着 H 医院与省中医学院、政府相关部门间逐步形成共生性的资源依赖关系，不仅建构了组织关于制度角色的主体意识和认知，也影响了组织主动建构环境、创造发展条件的行为。这种新的制度角色的塑造过程，主要依靠 H 医院在管理体制改革后获得新的合法性资源（转换"身份"），由此（从规模到质量）提高了物质资源交换的水平，并通过建立院系合一的组织架构和管理机制，以及中医学院影响医院管理层的主要人事安排，实现了组织层面的权力制度化过程，进而助推在后续的发展中全面达成对相应的管理和业务系统的再造、优化,使得新的资源依赖关系、结构得以不断强化。

正是这种体制改革所带来的组织间资源依赖关系的变化及其组织化过程,给 H 医院提供了发展的一系列新条件。组织通过身份的转换,提升了资源获取能力;更多的横向联系与合作改善了可选资源的丰富性和质量,让医院得以回应各类组织对自身提出的角色要求,较为显著地提升了组织效能。为适应"大学附属医院"要求,医院不得不推进教学编制配备、人才引进、临床供给等;为适应"中西医结合医院"需求,医院必须努力推进相关的临床科研部门的建立,促进学科发展,强化人才培养,扩大资金投入等;为实现"三级甲等医院"的目标,医院的业务范围、对外交流与合作也不断地扩大。H 医院的规模持续扩张,医院等级也跃升到一个前所未有的高度。至此,凭借在管理、业务、学科等各方面建立资源配置的新型结构,组织的各项制度趋于规范和完善。而这些成果的取得都可以被视作管理体制改革给组织行动所提供的"制度赋能"的效用。与传统制度主义和组织理论的静态结构功能论观点不一致的是,组织间相互依赖的共生关系以及组织自身积极管理资源依赖的行动支持和助推了这一动态的制度变迁过程。

另一方面,资源依赖的局限性导致了 H 医院的组织运行效率持续低下,得不到改善。组织经济学的理论观察往往借助相应指标和模型来演绎出关于组织绩效的影响因素和评价结论。而本书虽然参考了组织经济学相应的理论方法和指标体系,从技术效率和配置效率两个基本维度考察了 H 医院组织运行效率的状况,但是对于其解释却是从资源依赖的机制和过程出发加以展开,从社会功能的明确保障程度、可问责程度、市场进入程度、剩余索取权的实施程度，以及市场环境、筹资与支付体系、治理体系等方面分析了不适当的资源依赖关系和结构给医疗服务组织改进绩效所带来的阻碍。实际上，这种制度的作用过程不但源于制度环境本身的结构性影响，也源于 H 医院主动采取的应对和管理资源依赖的行动。

值得注意的是，管理体制改革后的 H 医院虽然重新塑造了制度角色，但是场域层次的资源依赖格局并没有彻底地得到改变。与许多医院同行相比，H 医院仍然在人才、资金、技术等重要资源的获取和配置能力上存在着一定的弱势。从 H 医院成建制划转后所形成的双重管理体制的运行及其影响来看，无论是 H 医院的直接隶属单位——省中医学院，还是行业管理部门——省卫生厅，包括其他的若干政府职能部门，由于它们既不能为 H 医院合理地提供其发展所依赖的资源，又难以对 H 医院管理资源依赖中的不合理行为提供必要的引导和惩戒，因此都不充分具备对 H 医院的行为和运行绩效实施有效监控的条件。而与此同时，管理体制改革后所呈现的 H 医院快速扩张的发展景象，在很大程度上又是由这种制度环境和基于行政资源分配关系的共生相依结构所框定和牵引的。在这种条件下，H 医院与其同行之间的竞争性相依关系更可能走向一种相对均衡的、可预知的状态。

如果我们将上述"正反交织"的现象用以进一步评估传统理论的适用性，那么能够发现：资源依赖理论所强调的三种引导环境因素成为组织特性的因果联系——作为不确定性和限制条件根源的环境与组织内部权力和控制力的分配之间存在联系；组织内部权力和控制力的分配与领导人员的选择和任期之间存在联系；组织的管理人员与组织的行动和结构之间存在联系①——确实得到了经验的支持。这使得传统制度主义或经济学理论仅仅强调制度对组织的规制性作用的假设暴露出问题——组织可以通过管理资源依赖的行动来回应环境带来的不确定性和限制。当然,相关研究发现也可能使得传统资源依赖观点本身需要得到修正,因为资源交换和权力制度化的种种措施并不仅仅是组织内部(管理者用以巩固其权力)的一种策略,而且可能成为环境影响组织的另一种权力制度化手段。

而正是因为这种共生相依关系的建构与强化成为组织之间相互支持——以消除对方生存或发展中所遭遇的不确定性——的途径,所以不能仅仅依据"上下隶属""双重管理"的行政化、科层化逻辑来定义公立医院所处的制度环境的复杂性质。当然,这可能也意味着,焦点组织面临着包含相互冲突要求的环境,并且在这样的环境中,相互作用着的组织间的相互依赖日益错综复杂。焦点组织时而发现自己受到强有力的外部组织的控制,并且这些外部组织提出的要求可能是相互冲突的。这种相关性使得焦点组织的管理更加困难。② 这是因为,虽然对所需资源的相互支持以及管理资源依赖的行动提高了某种不可控资源的可替代程度或某种自身可掌控资源的价值,但是必须考虑行动的各种可能结果。而且,当对强有力的外部组织要求的"顺从"成为可能时,这种"顺从"可能衍生出各种行动的额外要求。更为严重的是,这可能限制组织适应其他未来外部群体所提出的要求(比如资源的合理配置与运

---

① 参见[美]杰弗里·菲佛、杰勒尔德·R.萨兰基克:《组织的外部控制——对组织资源依赖的分析》,闫蕊译,东方出版社2006年版,第254页。

② 参见[美]杰弗里·菲佛、杰勒尔德·R.萨兰基克:《组织的外部控制——对组织资源依赖的分析》,闫蕊译,东方出版社2006年版,第122—123页。

用、服务的质量与公平性等)①,以及与这些要求有关的自身长远利益的实现。

毋庸讳言,这种组织与相依组织之间的共生相依现象可能已经超出了传统资源依赖理论家所观察的对象范围(更多的是产业组织,而不包括政府或上级管理部门),所以我们需要一套新的理论框架以完成对现象的解释任务。那么,如何从理论上更全面系统地分析由这种共生相依关系所造成的"正反交织"的矛盾现象,并综合上一章的内容,完整解释 H 医院管理体制改革的过程和逻辑? 我们将会在下面做进一步的讨论与总结。

---

① 参见[美]杰弗里·菲佛、杰勒尔德·R.萨兰基克:《组织的外部控制——对组织资源依赖的分析》,闫蕊译,东方出版社 2006 年版,第 122—123 页。

第六章　相依与行动：医疗服务组织生存的制度逻辑

就中国公立医院自主化改革的进程而言，卫生政策学和卫生经济学的理论已经成为制度设计者的重要工具。不可否认，主流的卫生政策学和卫生经济学的研究成果为我们理解医疗服务供给领域的变迁现象提供了有益的帮助。而正如之前的讨论所显示，由于过度偏重有关规制性要素和外部性变量静态结构式的考察，在很大程度上使得这样的探寻方式仍旧存在着一些认识上的盲区。

在以政事分开、市场增进为内核的自主化改革的推进中，为什么许多中国公立医院，特别是城市大型公立医院在制度变迁的过程中没有实现组织效率的显著提升，却能够保持持续的扩张和发展呢？从理论上讲，那些低效率运作的组织何以维持生存？在本书中，我们进一步追问：制度变迁究竟如何影响医疗服务组织的行为和绩效？对相关问题的解答有助于我们更充分地理解影响公立医院等医疗服务组织生存与发展的管理体制因素，更深刻地挖掘可能阻碍自主化改革取得预期目标的限制性条件。

为了回应这样的问题，本书着眼于组织和制度研究新的理论发展趋势，试图对规制性、规范性和文化—认知性的制度要素加以综合考量，从制度变迁的内生性过程路径去观察和解释相关现象。特别是作为关键因素的组织间的资源依赖关系，成为我们破解命题的主要切入点。

本章的任务是，对于前面章节的经验研究结果做理论上的进一步提炼和总结，在此过程中将会试图阐释有关制度变迁与医疗服务组织之间作用关系的内在逻辑，并对传统理论工具的适用性进行评价。除此之外，对于中国公立医院自主化改革的新解释，还将为讨论和回应医疗服务领域的制度设计问题提供一种可能性。

第一节　作为内生性制度变迁的自主化改革

对医疗服务组织的现象进行制度分析的成果并不少见。可是，这并不表示既有的理论解释已近完美。新制度经济学者拉坦曾经指出，要素与产品的相对价格变化以及与经济增长相关联的技术变迁可能引致制度变迁需求的转变。这与诺思等人的观点相似，他们都强调了相对价格、技术改进等外部变量对制度变迁的影响。当然，与许多传统的制度经济学者不同，拉坦也同时指出，对制度变迁供给的转变是由社会科学知识及法律、商业、社会服务和计划领域的进步所引致的。实际上，对制度变迁的需求面和供给面的关注大量地出现在制度学者的文献中。可是，这些似乎还不够。

问题在于，在地方实践中，二者是如何相互作用，以助推制度变迁发生的呢？为了构建内生性制度变迁的理论模型,阿西莫格鲁(Daron Acemgolu)、青木昌彦(Masahiko Aoki)和格雷夫(Avner Greif)等人都做过相关的努力。① 阿西莫格鲁对政治因素的关注、青木昌彦对制度变迁发生所处的"域"的强调,以及格雷夫引入"拟参数"的尝试都给我们提供了启迪。无论如何,场域层次、个体层次的翔实考察与描摹越来越具有了理论上的挖掘意义。

依据本书的假定,微观制度行动者(如组织)的个体需求和宏观的制度方案的供给不可能简单、直接地相互转化,二者是不得不经由地方(场域)层面的资源依赖过程来连接的。如果不能够从中国地方医疗服务供给领域的实践出发予以观测,就不能够真正理解这种制度扩散或组织变革的过程。尽管本书也更多的是从单一组织的行动以及它与其他组织的互动关系来解释这种变迁的过程,但是微观行动者理性选择的过程本身是受到多维度的制度扩散过程的规范和引导的。并且,与早期新制度主义组织社会学者所给出的方案不同,本书认为,制度的扩散过程也是与组织对于更高绩效的需求以及既定的约束条件相关联的,这一过程并非"铁板一块"。本研究所呈现的经验事实正好印证了理论上的这种可能性。

不同于卫生政策学和卫生经济学关于中国公立医院自主化改革的既有研究成果所提供的解释,本书发现,公立医院自主化改革的实现更多地展现为一种场域层面的、基于资源依赖因素的内生性的制度变迁过程(见图6-1)。本书第二章已经给出"医疗服务供给领域的制度创新与扩散过程"的框架,其中包括了"社会""场

---

① 参见彭涛、魏建:《内生制度变迁理论:阿西莫格鲁、青木昌彦和格雷夫的比较》,《经济社会体制比较》2011年第2期。

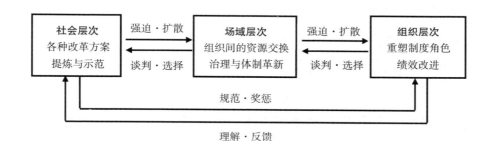

图 6-1 H 医院管理体制改革的系统过程

资料来源:笔者自制。

域""组织""行动者"等四个层次。虽然本书关于 H 医院的经验研究也考察了如医院管理者和员工这样的亚组织层次的微观行动者的行动,但是主要是从场域与组织层次去讨论的。而且,作为组织行动的内生性因素,组织内部的这些管理者和员工的行动正好表征了组织行动的逻辑与方向。为突出重点,在不影响论述逻辑的前提下,仅在图 6-1 中略去了"行动者"层次(亚组织层次)。

可以说,宏观社会层次的变迁与微观层次的组织行动共同交汇于地方现象中。组织的变革在场域环境的变迁中被建构,并且组织自身也参与到场域环境的界定和变迁中。由于资源依赖因素的作用,这种医疗服务领域的内生性制度变迁过程主要展现出以下三方面特征:第一,资源依赖的动态均衡成为制度变迁的基本动力;第二,合法性资源的交换是制度变迁的一个必要条件;第三,组织在场域中的相对位置影响制度变迁的方向。

一、相依性的动态均衡

作为组织间维持资源依赖关系的一种结果,权力制度化体现了行动者为保护自身生存稳定性所做的努力。而资源依赖的动态均衡正表征了行动者的实践逻辑和过程。在 H 医院管理体制改革的历史经验中,我们可以发现,组织间资源依赖的动态均衡过程成为 H 医院管理体制改革所引发的一系列变化的动力所在。可以说,从 H 医院管理体制改革潜在动机的养成,到它对改革方案的选择过程,与其他行动者的谈判、协调过程,以及之后的制度角色的重新塑造过程,都体现了组织所实施的某种管理资源依赖的行动。

在社会和场域环境渐进变化的同时,遭遇生存威胁的 H 医院与原隶属上级的资源依赖关系逐渐式微,突破既有体制以求发展的意图变得更加强烈,尽管在新的正式制度没有建立之前,二者还将尽量维持既定的关系。面对原有体制、机制所带来的种种"弊端"和"缺陷",H 医院主动与场域中其他行动者建立合作关系,这成为一种重要的缓解资源供给不足问题的方法。随着总体改革的不断深入,此类"前摄型策略"越来越易于被采用了。

与此同时,对同行医院的学习、模仿等活动则是一种适时的"参与型策略"。通过这类策略的实施,H 医院不但获得了自身生存所需的合法性资源(后面还将继续讨论),而且提升了其他同行医院资源供给的可替代程度,弱化了外部风险。另外,与地方政府、卫生行政部门的关系则更多地通过 H 医院实施"防御型策略"或"反应型策略"来维系。这常常体现为一系列 H 医院拓展业务范围、实施规模扩张、重塑制度角色的重要现象。

概而言之,不论选择的是何种行动策略,H 医院的目的都是为了实现自身与环境关系的协调,维持自身生存的稳定性。同样,省中医学院、卫生厅、地方政府等行动者也都会出于自身生存的考虑,尽力从 H 医院或者其他环境主体那里换取自身所需的资源。

当一个行动者过度依赖于另一个行动者时，前者总是会试图采取一定的措施将双方的关系导向均衡。由此，实践中社会制度的扩散过程展现出了更多的可变性，即公立医院管理体制改革的各种理论模型或方案的扩散过程仰仗于地方行动者的选择或者行动者的谈判来实现。

当然，组织的行动过程是在不同的制度要素的流动和碰撞中被建构的，而不是纯粹理性选择的，或者被动接受的模拟过程。经验研究的证据显示了，场域层次的组织间的权力制度化现象是一种多维交织的过程。既定的制度框架规制和引导了资源依赖关系及组织间的互动，而资源依赖关系及组织间的互动又促进了制度要素在一定程度或范围内的流动与碰撞，将变化了的权力关系引向解构，或者形成新的权力制度化局面。

二、合法性资源的交换

无疑，将持续的资源依赖的动态均衡当作变迁的一种动力是有条件的。传统制度学者特别将技术等物质条件的更新作为变迁发动的重要的外部影响因素[1]，这些外部影响因素往往会对既定组织场域或制度环境产生破坏或解构的作用。我们在经验考察中，实际上很难将这类影响因素加以排除。在本书中，我们承认，物质资源的交换活动在制度变迁的系统过程中具有基础性的作用。H医院管理体制改革总是离不开物质资源流的输入，其发展壮大更表征了物质资源获取渠道变化的结果。即便如此，相较于许多更体现出技术领先性的医院同行，或者技术落后的小型医疗

---

[1]　事实上，在斯科特等人关于制度的定义中，（物质）资源甚至构成了制度的基本要素，而非仅仅是外部的影响变量。

服务机构,H 医院的变化更显著展现的是一种制度内生的力量。在此过程中,合法性资源的交易便具有了更为重要的,甚至是关键性的地位。

在此之前,新制度主义组织社会学家已经将医疗服务组织生存所需的合法性提到了一个非常重要的位置。[①] 但他们更多的是从宏观层面去分析合法性同形的现象。与斯科特关于制度变迁与医疗服务组织的研究成果所给出的假定不同[②],本书将合法性也当作一种可被交换的资源,并且这种资源的获得常常依赖于组织自身积极参与到解读和建构的活动中。H 医院所提供的证据显示,当处于(亦相对独立于)宏观社会环境(国家层面)中的组织场域(地方层面)需要经历新的变革时,合法性资源的获得对于组织以及新的组织间关系的建立而言都是必不可少的。

正如前面章节的内容所呈现的,既定的制度规范(政策、法律等)不仅仅是一种约束,也可能是一种"相对优势"。H 医院可以选择某项改革方案,也可以实施某项改革,但都必须凭借相应的政策允许或社会认可。与此同时,组织可以通过与其他行动者的谈判和协调来参与到合法性资源的建构中,为自身的生存和发展提供条件。值得注意的是,合法性资源的建构对组织能否换取其他物质资源的可能性也产生了重要影响。从 H 医院的案例来看,合法性资源的获得在很大程度上成为物质资源交换的前提。如前所述,对于 H 医院而言,管理体制改革意味着一种合法身份的转变。

---

① 斯科特等人曾试图建立组织合法性的多维模型,区分了医疗服务组织生存所需的管理合法性和技术合法性。

② W. R. Scott, M. Ruef, P. J. Mendel and C. Caronna, *Institutional Change and Healthcare Organizations: From Professional Dominance to Managed Care*, Chicago: University of Chicago Press, 2000, pp.30-68.

这种"身份的转变"为各种新的物质资源流的沟通开辟了可能的渠道。

结合 H 医院的经验来看,我们或许可以判断,在中国的许多公立医院自主化改革的实践中,"变迁"的条件常常是由制度过程内生而形成的。既定的制度环境赋予公立医院的权力(通过法律和政策予以认定,或者经由上级部门的授权和认可)有哪些——这样的问题虽可能影响了医疗服务机构自主性的大小,但是这种参与变革的行动者自主性的大小也可能更直接地由行动者实际的参与行动过程来定义和改变。

三、场域内的相对位置

既然在一定的范围内依旧存在着其他的可能性,那么为什么是某项改革方案被选择和落实,而不是其他呢?依据经验研究的结果可以发现,基于合法性资源交换活动的组织间资源依赖关系的动态均衡既使得变迁成为可能,也让总体的资源依赖格局趋向稳定。而个体行动者正是在这种资源依赖格局中不断调整或强化自身的资源获取和配置能力,塑造或者确认其在场域内的相对位置,进而为其生存和发展提供给养。

在改革开放前和改革开放初期,制度和政策体系仍旧沿袭了计划体制时期的高度集中统一模式,地方政事结构及其运行基本是对一体化的国家官僚体系的延伸和复制。因此,正式制度基本能够"拟合"地方层面的资源依赖格局——尽管由于资源供给短缺和制度僵化等因素的影响,寻租等活动仍是可能存在的。而随着改革的推进,日益形成了"条块分割"的资源依赖格局(后面还将详述),地方行动者之间的关系通过利益的切割或关联而重新塑造。正式制度对地方各种资源依赖关系的拟合程度随之降低。

管理体制的改革正是试图改变正式制度上的供给不足,引导地方行动者的行为尽量符合政治和行政的价值,并将这种作用机制加以结构化。而实际上,资源依赖的真实活动是一个动态可变的过程。正式制度往往只是一种合法性的再度确认。一定程度上说,正式制度被当作组织行动的工具,而不只是一种起到规制作用的约束条件。在这种相对稳定的场域环境中,行动者所具备的"相对优势"——特别是对于其生存和发展而言极其重要的合法性资源的掌控,就构成了一种塑造制度变迁方向的重要变量。

由组织间资源依赖关系和互动构成的场域层面的资源依赖格局界定了组织在场域内的"相对位置"。这种以权力关系为基础形成的"相对位置"不但体现了医疗服务组织在"政治市场"中的竞争地位,而且影响了组织在"经济市场"中的竞争地位。以 H 医院管理体制改革为例,H 医院管理资源依赖的行动使得管理体制改革的发生成为可能。在此过程中,由制度赋能所获得的"相对优势"始终是一个重要的影响因素。可以说,在一系列的改革过程中,地方政府、卫生主管部门、省中医学院等行动者所给予的诸多关照都与 H 医院所具备的"相对优势"不无关系。

更重要的是,这种场域的相对位置界定了组织行动的自主性边界,为 H 医院、省中医学院等行动者的选择和互动的过程提供了依据。在排除一些(可能是更经济、更有效率的)备选方案的同时,相对位置让关系"紧邻"的一些行动者更加导向"亲密"的关系,让一些非正式的关系变得更加正式化。这不能只被视作一种追逐更低交易成本的客观结果,而是如组织社会学家所指出的那样,是一种社会规范的自我实施和强化的过程。

在后续的制度角色重塑过程中，我们也能够看到，新的场域格局逐步形成，随之而来的是 H 医院与省中医学院、政府相关部门间的关系趋向新的稳定。并且，H 医院在教学、临床、中医特色等方面的发展正好反映了组织在本行业领域，即医疗服务市场上的竞争地位是受到自身在"政治市场"上的资源依赖关系（权力关系）影响的。这也正好反映了为何以治理系统、管理体制改革为主要内容的公立医院的自主化改革具有如此重大的意义。

值得注意的是，本书所谓的"场域中的相对位置"的提法很容易就让我们联想到组织生态学与社会网络理论中经常出现的"生态位""距离""中心性"等概念。[①] 可是，那些偏好计量研究的组织生态学家或社会网络理论家更注重于观测组织种群的稠密度、由环境内其他组织与某焦点组织的不同联络频率所形成的网络（结构）对网络中的组织行为的影响等等。就解释具体的场域现象或组织行动过程而言，他们没有提供太多的帮助。本书所得到的研究结果或许能够提供一定的启示。很关键的一点在于，这种"相对位置"本身是如何形成的。关于这一点的有效回答应该能够有助于我们更充分地解释中国公立医院及医疗服务领域地方改革的微观实践逻辑。

诚然，以上所论述的三个方面特征实际上是紧密关联的。组织间资源依赖的动态均衡以合法性资源的交换为基础或前提，组织管理资源依赖的行动以及组织间的资源依赖关系则决定了组织

---

① 参见 John H. Freeman and Michael T. Hannan, "Niche Width and the Dynamics of Organizational Populations", *American Journal of Sociology*, No. 88, 1983, pp. 1116 – 1145; Laurel, Smith-Doerr and Walter W. Powell, "Networks and Economic Life", In *The Handbook of Economic Sociology* (2nd ed.), edited by Neil J. Smelser and Richard Swedberg, Princeton and New York: Princeton University Press and Russell Sage Foundation, 2005, pp. 379-402。

在场域中的相对位置,而这种相对位置的形成和变化又会进一步影响组织的行动以及组织间的互动,影响场域的演化。通过 H 医院的经验考察,我们可以更为具体地理解这样的内生性制度变迁过程,观察其中的影响变量与条件。那么,这种基于资源依赖因素的内生性制度变迁过程又给医疗服务组织本身的绩效状况带来了怎样的影响呢?

第二节 自主性、制度条件与绩效约束

古典和流行的组织理论认为,组织绩效的优劣是由组织的行为来决定的。作为医疗服务的提供者,公立医院等医疗服务机构的生产、经营行为直接关系到医疗服务的绩效状况。在世界各国的医疗服务领域普遍热衷于发挥市场手段的趋势之下,即便不是信奉市场主义的观察家,也经常会将公立医院这些医疗服务的提供者的绩效困境归咎于国家(政府)对医疗服务市场及微观主体生产和经营行为的过度干预。于是,从理论上医疗服务组织绩效的成长便和组织行动的更高自主性建立起了逻辑关联。可以说,自主化改革的推行正鲜明地展现出这样一种加强微观行动者的自主性,减少国家(政府)直接干预的精神。"政事分开""管办分离""法人治理""属地管理"等下放和分离职能、权力的种种措施都成为重要的实践尝试。

有趣的是,虽然有许多研究者同意公立医院等微观行动者的自发性行为在改革过程中具有重要的作用,但是大部分人仍然将国家力量主导当成是 20 世纪末中国公立医院及医疗服务领域改

革的主要特征。一般认为，由于严重的政府主导色彩、部门权力失衡以及"央地"之间的财政分权激励等因素，相对而言，卫生部门和公立医院等组织既缺乏改革的动力，又因本身的弱势而无力改革，在"医改"中真正的行动主角是地方政府，它们是决定地方性的公立医院改革成败的关键。① 但是这种观点忽视的一点是，制度变迁的场域效应的内涵是由个体组织以及相依组织间的互动关系来定义的，随着社会转型的继续，上述现象并不是已经固化了的结构。

一、自主性及其制度条件

无疑，H 医院管理体制改革的案例为我们重新认识微观行动者的能动性提供了一种可能。现有的许多研究总是在强调政府财政分权、政绩考核制度的激励效应和公立医院本身的弱势地位。然而在 H 医院管理体制改革的案例中，由于组织自身的属性特征（常常由制度和关系来界定）、资源禀赋、所在环境的条件以及既有的多种制度因素的影响，再加之正值当地政府"尚未明确要求划转属地管理"的政策执行"间歇期"（这为 H 医院提供了一个难得的契机），原本"弱势"的 H 医院（包括省中医学院）反而在此次管理体制改革中扮演了主要的行动者角色。实际上，现有的许多研究成果没有较好说明的是，这种"弱势"地位只是相对的。

"弱势"不是只简单地以物质实力来描述，而是根源于相对谈判能力的不足，即无法掌握重新定义"事实"和"正当性"的话语

---

① 参见方鹏骞、王晓蕾：《我国企业医院转制几种模式的比较》，《中国卫生经济》2010 年第 1 期；和经纬：《中国城市公立医院民营化的政治经济学逻辑》，《中国行政管理》2010 年第 4 期。

权,这让行动者无法进入到制度变迁的"第一行动集团"。在管理体制改革的发生过程中,不论是与那些已经高度依赖于体制内优势的,因而缺乏改革动力的大型公立医院相比,还是与那些被体制视作"包袱"、无力发挥能动性的小型职工医院相比,H 医院相对而言都更具备主观的动机和客观的条件。之后重塑制度角色的行动,也体现了组织间的共生相依关系为 H 医院的更大发展所提供的支持与契机。如前所述,通过观察这种持续的内生性的制度变迁过程,我们可以发现一种基于合法性资源交换的"制度赋能"的显著作用。

当然,就全国性"医改"的整体格局而言,政府的主导性角色事实上没有改变。前面已经提到,H 医院管理体制改革发生的一个不容忽视的社会(场域)背景即是,控制组织关键合法性来源的政府(中央政府)没有强制性地要求微观行动者采取某一种改革方案,而是给地方以较多的自主性。可是,这种自主性的获得是需要有前提的,它建立在国家不放弃对微观经济主体实施控制的基础上——不论是采取传统的行政管制的强制性手段,还是利用"经济激励"或"政策示范"的诱致性方法。这种情况构成了改革开放以来国家经济和政治渐进式改革中可被连续观察的结构性因素。即使改革并没有完全按照制度设计者的意愿而展开,有许多公立医院并不具有充分的改革动机和条件,或者并不是所有的医院都在改革中获得了实在的益处,对于大部分仍处于医疗体制改革大环境之中的公立医院来讲,"医改"的相关政策、规章或策略实施依旧可能对它们的行为塑造和结构转型产生(至少是间接的)影响。

实际上,虽然 H 医院在管理体制改革中较为显著地发挥了自身的能动性，但是它所采用的各种行动策略——无论是反应型策略或防御型策略，还是更为积极的参与型策略或前摄型策略——仍旧受到多种制度因素的引导和制约。因而，这种隶属关系的转变并没有像实行股份制、拍卖或者有偿转让那样震荡剧烈，从社会或场域的范围来看，仅仅是一种相对"稳妥"的改革方式。换言之，尽管 H 医院在本地域内代表了一种职工医院或公立医院改革创新的示范，其对原有体制的突破依然是十分有限的——体制内资源仍旧具有很高的不可替代性。这正好也表征了转型期公立医院、事业单位改革的趋势和特点，反映了许多所谓"约束"医疗服务领域的市场化格局立即建立的根本性障碍。① 抽象地说，制度环境不只可能影响行动者对某种资源的依赖程度，更重要的是，它塑造了行动者对依赖的控制和选择。

二、绩效成长的制度约束

也正因为与上述种种制度过程有关，医疗服务组织的绩效改进并不会十分容易。即便已经经历了较为重要的体制性改革，也未必会产生非常显著的实践效果。本书已经从组织效能和组织效率两个维度考察了 H 医院在管理体制改革后的十年中组织的绩效状况。相较于改革伊始，H 医院在组织效能的改进方面产生了十分积极的成果，效能边界得到了较为显著的拓展。组织获得了更多的资源交换的可能性，不断地创制或强化制度过程。至少从其所完成的角色任务和不少经济指标来看，组织确实获得了"发

---

① 参见顾昕：《行政型市场化与中国公立医院的改革》，《公共行政评论》2011 年第 3 期；顾昕：《从管办分开到大部制：医疗供给侧改革的组织保障》，《治理研究》2018 年第 2 期；徐双敏、蒋祖存：《从事业单位到事业法人："管办分离"改革的难点研究》，《中国行政管理》2019 年第 4 期。

展"的结果。然而,正如前面已经阐释的,这种发展在很大程度上只是一种"内生性"的增长。

事实上,H 医院的组织效率并没有得到显著的改善,甚至下降了。特别是相较于场域内其他同行医院的状况,更是如此。也就是说,即使 H 医院可以凭借制度赋能的相对优势获得与省中医学院"联姻"的机会,并能够在此后迎来十年的"跨越式发展"局面,其所获得的"新身份"以及后续的变革并没有给它提供改善绩效的充分条件。资源依赖因素的影响虽然使得这类中国地方的公立医院自主化改革成为可能,却也起到了限制和削弱改革功效的作用。依照 H 医院所提供的证据,我们可以从主观动力与客观条件等方面来进一步分析这种医疗服务组织的绩效改进难题。

H 医院管理体制改革的案例诠释了一种由资源依赖因素作用产生的制度扩散和实施的组织(间)内生过程。H 医院所在场域的制度扩散过程建立在一种逐步形成的新的组织间的资源依赖格局的基础上,即从改革初期的"条线关系"转向不断强化的"条块关系"。关于中国政府体制及治理体系的"条块关系"的研究文献已经有很多,有诸多学者都给出了证据予以支持。① 因占有主导地位的公立医院具有"准政府组织"的性质,中国医疗服务供给领域的资源依赖格局也不可避免地带上了"条块分割"的色彩。官僚制、市场秩序以及嵌入其中的社会网络的变化表征了这种资源依赖格局的演化。而这种"条块分割"的资源依赖格局便构成了

---

① 参见马力宏:《论政府管理中的条块关系》,《政治学研究》1998 年第 4 期;周振超:《打破职责同构:条块关系变革的路径选择》,《中国行政管理》2005 年第 9 期;孙发锋:《从条块分割走向协同治理——垂直管理部门与地方政府关系的调整取向探析》,《广西社会科学》2011 年第 4 期;周振超:《构建简约高效的基层管理体制:条块关系的视角》,《江苏社会科学》2019 年第 3 期。

地方医疗服务供给领域内生性制度变迁的现实场域。

虽然在改革方案的选择和实施中，公立医院可以凭借制度赋能和争取资源来发挥积极的能动性，持续的改革也让公立医院等微观行动者逐步获取了剩余索取权、决策权，扩大了组织提供社会服务的制度角色功能，为组织的生存与发展提供了可能性，但是也让这些组织越来越陷入到一种"条块分割"的资源依赖格局中。政府、行业"寡头"等主体对合法性（管理合法性或技术合法性）[①]等核心资源的控制，以及地方行动者间无法割裂的共生相依关系，让"分派"与"分层"[②]格局长期存在，甚至被进一步强化。

以 H 医院提供的经验证据来看，新的改革可能不是让微观行动者走向分离，而是更加深了"关系"。虽然在资金等资源上对政府部门的依赖程度降低了，但是由于进入市场的公立医院总是需要凭借正式制度为自身生存提供依据，对政府所提供的合法性资源的需求实际上升了。一定程度上说，政府加强行业管理的种种举措正是对这种情形的回应。双方的依赖关系又因为地方利益的共生性而被进一步强化。H 医院在场域中的相对位置并没有在之后的持续变迁过程中从根本上得到改变。"敢于吃螃蟹的人"或具有"破坏性"的外部力量并没有如制度设计者所预期的那样顺利进入到场域中，更多出现的反而是"模式化"的改变与"温和"的"不痛不痒"的创新。

---

① 瑞夫和斯科特曾在研究中将医院生存所需的合法性划分成技术合法性和管理合法性两类。参见［美］马丁·瑞夫、W. 理查德·斯科特：《组织合法性的多维模型：制度环境变迁中的医院生存》，载张永宏主编：《组织社会学的新制度主义学派》，上海人民出版社 2007 年版，第102—133 页。

② 一般认为，"条块关系"中的"条"是一种"分层"的结构，呈现为垂直式的运行机制；"条块关系"中的"块"是一种"分派"的结构，呈现为不同派系间的平行互动关系。

　　常见的情况是，相较于一些不具备"事实依据"的改革方式，"体制内创新"更容易被视作是适当、有效的选择。不断涌入的新的"制度红利"①让地方行动者都尝到了改革的"甜头"。并且，对于此类改革方式，不同的地方行动者之间总是能够达成一定的"默契"，实现多赢的局面。可是问题在于，"内生性增长"的发展模式更多地建立在加大资源投入，支持规模扩张的"粗放式发展"的逻辑基础上。令人遗憾的是，在被不断强化的"条块分割"的资源依赖格局下，如 H 医院这样的大型公立医院，它们不但常常是小型医疗服务机构无法匹敌的吸纳和消耗大量场域资源的强势行动者，而且往往也不得不面对被更强大的垄断对手夺走政治资源或政策优惠的无奈局面——即便它们对这种基于不断强化的资源依赖格局的"内生性增长"发展模式依旧具有高度的依赖性。

　　除了以上所讲的主观上的改革动力显得不足之外，绩效改进的客观条件也因资源依赖因素的影响而受到很多限制。这一点可以从已经给出的普力克和哈丁的指标来分析。

　　第一个问题是组织社会功能的过度膨胀。由管理体制改革而带来的制度角色的重塑，助推的是不断膨胀的社会功能要求。与中国许多大型公立医院一样，H 医院承担了区域内医疗服务临床教学、规范化培训等任务，同时还在隶属上级和地方政府的推动下，扮演了中西医结合医院等更多的角色。规模扩张和等级提高带来的是总体运行成本的不断攀升，加之既往举债经营的历史遗留问题，H 医院在组织运营管理上背负了越来越大的负担。这种状况给 H 医院组织绩效改进预设了一个巨大的壁垒。

---

　　① "制度红利"是一种形象化的描述，可视作行动者从制度创新和改革中所获得的好处和实惠。

　　第二个问题是可问责性的缺陷。地方微观行动者之间的共生相依关系不只是带来了社会功能要求持续膨胀的问题，更重要的是，一系列的社会功能要求并没有能够得到清晰、有效的界定和保障。从理论上讲，明确有力的外部问责是保障内部绩效良性运行的必备工具。而经验事实显示，不适当的资源依赖关系却让省中医学院、卫生行政部门等对 H 医院的绩效考核和监督存有缺陷，一些问责措施的执行甚至是无力的。除了医疗服务行业本身具有较高专业性的缘由，地方行动者间不适当的资源依赖关系实际上加重了信息不对称等问题。更何况，从现有考核监督办法的相应指标权重来看，外部管理主体仍旧没能对医疗服务组织的技术效率和配置效率指标给予充分的重视。通过管理资源依赖，医疗服务组织不是获得了更多改进绩效的条件，而是首先保护了自身生存的稳定性。虽然正式制度提供了一种监督和问责的可能性，但是制度实施过程中的变异现象不少。这也导致了依靠第三方监督的问责机制一直没有建立起来。

　　另外，市场进入程度不足、剩余索取实施程度不足等问题依旧很严重。市场经济以灵活、高效的资源配置为主要特征。在市场经济的环境中生存的组织则以低成本、高利润为生产、运营的直接目标。① 而从 H 医院案例提供的证据来看，当市场环境和筹资、支付体系没能从根本上得到改变的情况下，公立医院等医疗服务组织是很难改变低效运作的状况的——即使可以通过制度角色的重塑、加强内部管理改革和创新，来实现一定的绩效改善。就这一点

---

　　① 既然在一定范围内引入市场工具和企业管理手段是有必要的，那么公立医院这样的医疗服务组织就应重视生产、经营的效率。并且，更低的组织运行成本也是减少公共资源浪费，实现保值增值的前提。

而言,受不同行动者间资源依赖关系重大影响的场域的变迁确实是一种系统性的过程。值得注意的是,"身份"的转换并没有从根本上改变 H 医院在场域中的相对位置。一方面是管理体制的变换并没有改变政府(或其代理机构)掌控关键性资源配置权的局面;另一方面则是相对固化的同行竞争格局没有给组织留出过多的拓展空间[①]——这也导致了组织在技术和人才发展上一直与同行对手存在着一定的差距。或者说,资源依赖因素降低了微观行动者参与市场竞争的有效性。更严重的可能是,组织间的良性竞争关系并没有有效形成——"行政化"与"市场化"的矛盾由此就不可避免地凸显出来了。

对于医疗服务组织来讲,技术效率的低下意味着有限的医疗服务生产水平,配置效率没有显著提升则意味着组织的资源配置能力没有从根本上得到提高。为什么级别越高、规模越大的公立医院组织效率越不尽如人意呢?[②] 以上的阐述或许能够给这个问题,以及既有的关于公立医院生存现象的考察结果提供一种可能的解释。简而言之,从主观动力来看,不断强化的资源依赖格局实际上提高了微观行动者对"内生性增长"发展模式的依赖性;从客观条件来看,存有缺陷的地方行动者间的共生相依关系则降低了医疗服务组织改进绩效的可能性。正是在场域层面资源依赖因素的作用下,作为制度变迁的公立医院的自主化改革既成为可能的

---

① 这种约束不只是指在政治市场的资源分配活动中,不同"派系"之间形成的"差序格局"对焦点组织生存与发展的约束,而且包括同一"派系"内部格局的固化所造成的限制作用。而这种政治市场的资源流动过程又影响了经济市场的运作和组织竞争力的状况。

② 有些研究者通过定量分析阐述了更高级别和一定规模的公立医院反而在组织效率方面越低的现象。参见郭晓日:《我国公立医院效率及其影响因素研究》,山东大学 2012 年博士学位论文。

地方实践，又在自我实施和强化的过程中削弱了作为改革初衷的绩效改进的动力和条件，从而形成了这样一种具有悖论性的现象。

第三节　管理资源依赖与医疗服务领域的制度设计

对于政府和公共治理者来说，制度实施前的方案设计适当与否显得特别重要。而正如我们在对现有研究成果的回顾时已经提到的，很多对中国公立医院自主化改革的质疑之声却指向了地方层面的制度实施困境。本书在很多时候探讨的正是这样的制度实际执行的问题。我们常常需要到微观实践中去寻找政策或法规"是否可行"等问题的答案。由此获得的解释更可能接近于制度承载者（制度行动者）的实际行为方式或生存逻辑。也可以说，制度的实施过程总是不可避免地经历着参与者"再设计"的过程。

在本书中，地方行动者都可以被视作是制度的"再设计者"，他们以自己的行动诠释了制度的内涵，包括矛盾的方面。许多学者所担忧的公立医院改革中所面临的若干问题都在经验证据中一一得到了支持，譬如"资源配置的失衡性""不合理的医疗服务定价机制"[1]"'供销两旺'与改革的矛盾"[2]等等——即便从一般意义上来看，本书所考察的 H 医院的经验已是一个十分"成功"的管理体制改革的范例。H 医院管理体制改革的经验能够给中国公立医院及医疗服务领域的改革提供怎样的实践意义和启示呢？对于破解如何设计制度方案的棘手问题，回应持续改革实践的目标，以

---

[1]　赵棣：《困境与未来：中国公立医院的改革之路》，科学出版社 2011 年版，第 9—35 页。

[2]　顾昕：《行政型市场化与中国公立医院的改革》，《公共行政评论》2011 年第 3 期。

资源依赖因素为切入点的系统的制度分析不但是可求的,而且是必要的。下面让我们从管理资源依赖的角度,再来简单地讨论一下医疗服务领域的制度设计与改革的问题。

一、场域位置与自主性的调节

依据组织经济学理论来讲,为促成医疗服务组织内部绩效的改进,既应该保证组织自主决策权、剩余索取权的有效实施,提升组织生产、经营的市场进入程度,也应明确和保障社会功能要求,加强可问责性。[1] 而本书没有将重心置于从"成本—收益"的经济学角度分析组织效率低下的直接来源,而是着眼于组织行为的动力和条件。当组织的行为和绩效状况与外部治理体系和管理体制的改革紧密联系起来时(甚至成为一种约束),理顺治理者与被治理者之间的资源依赖关系就变得十分重要。

可以说,以自主化为主题的中国公立医院改革——特别是关涉治理者与被治理者的利益和权力的管理体制方面的改革——本质上就是要改变既定的行动者之间的资源依赖关系。为提升医疗服务的绩效水平,亟待推进的改革不仅包括医疗服务的流程再造、加强医院组织的信息化建设[2]、改变普遍存在的"以药养医"的状况,更在于革新公立医院组织内部不合理的人员激励机制。而如

---

[1] 参见[英]亚历山大·S. 普力克、[美]阿普里尔·哈丁主编:《卫生服务提供体系创新:公立医院法人化》,李卫平、王云屏、宋大平主译,中国人民大学出版社 2011 年版,第61—65 页。

[2] 医疗服务和管理流程再造以及医院的信息化建设是当下比较流行的公立医院组织绩效改革策略。从中央到地方,政府在关于医改的实施意见中都十分强调以流程再造和信息化建设为抓手。参见师菲:《业务流程再造在医院中的应用探讨》,《医学与社会》2010 年第 5 期;葛杰:《信息化流程再造在医院实施的可行性研究》,《卫生软科学》2017 年第 6 期;沈林、杜亚平:《医院信息化建设面临的难题与发展对策》,《中国卫生事业管理》2009 年第 4 期;陈仪璐、李雪辉:《运用信息化技术提升公立医院全面预算管理水平实践与探讨》,《中国医院》2019 年第 12 期。

果不能改变公立医院对"体制内资源"的过度依赖,改变低效的"内部市场"竞争秩序,那么解决人员激励问题、提升医院管理和医疗服务水平几乎都是不可能的。

一个可能的方向是适当地改变不同行动者在场域内的"相对位置",将它们重新定位,合理设置场域的格局。这当然首先关乎医疗服务组织自主性的大小和边界。毋庸讳言,就算政府在公立医院管理体制改革的规划方案中已经突出强调了因地制宜、分类实施的指导方针,被赋予更多自主性的地方性实践仍可能因为无法理顺行动者间的权力、利益关系而"搁浅"。而 H 医院管理体制改革成功的一个重要的启示意义在于,如果能够通过管理相互依赖以取得环境的支持,那么即使是那些相对弱势的行动者也有可能进入到制度变迁的"第一行动集团"中。

尽管本书的研究结果支持了学术界许多研究文献关于医院管理者或地方政府在改革成功实施中扮演了重要角色的判断,仍需要补充的是,这种自主性或能动性的有效发挥是有条件的。焦点组织能否通过其依仗的资讯系统(包括社会网络和经验性知识)获取及时、有效的信息,能否获得相对权力并采取适当的策略,以动员相关行动者加入到制度变迁的行列中,成为重要的影响因素。从制度设计的角度来讲,倘使能够赋予医疗服务组织更多的自主经营和配置资源的权力,那么它们在管理资源依赖的行动时就可能采取更积极的参与型策略和前摄型策略,而不仅仅是反应型策略和防御型策略。

由于行动者获取相对权力的条件建立在以资源依赖为基础的场域格局的基础上,地方层面的制度设计的一个主要目的就是改变不合理的资源依赖关系,推动那些过于垄断的场域格局走向解构,重塑社会秩序。如若不能够在各地方开展的"医改"中理清不同区域、不同级别医疗服务组织的权责大小和关系,将社会资源进行合理的配置,那么新塑造的场域格局就很难说得到了彻底、有效的改变。从此意义上说,社区和县级医疗服务组织扶持政策的实施与大型市级、省级公立医院转型战略的推进应当是不可偏废的选择。① 即使是那些处于同地区、同级别或同规模的医疗服务组织之间的竞争或合作关系,也需要借助治理体系的改革来加以引导和规范。

二、治理者的制度角色与塑造

治理者的角色塑造与转型是与被治理者的行为规制和引导并行不悖的改革选择。随着改革越来越走向深入,改变既已固化的"条块分割"的场域格局,让政府和公共服务代理机构之间的关系转向更为扁平化的契约型合作模式,并构建政社合作的治理机制,这些或将成为包括医疗服务领域在内的中国地方公共服务体系改革的一种趋势。② 当然,在深入推行"政事分开""管办分离""法人治理"等改革的同时,还要建立健全"决策—执行—监督"有机衔接一体的治理结构,保障公益性目标和公共服务责任得到有效

---

① 改革开放以来,中国医改中遇到的一个重要难题即是医疗资源配置不合理、不同级别医院权责失衡的问题。在 2009 年"新医改"实施意见中提到,要"进一步健全以县级医院为龙头、乡镇卫生院和村卫生室为基础的农村医疗卫生服务网络""完善以社区卫生服务为基础的新型城市医疗卫生服务体系""健全各类医院的功能和职责""建立城市医院与社区卫生服务机构的分工协作机制"。

② 不得不承认,这种"趋势""是否"可能以及"何时"可能都有待观察。较之美国等西方国家自治性较强的医疗服务供给系统以及已经相对成熟的社会组织体系,我国医疗服务供给领域的多元治理的形成很难说具备充足的土壤。如若可能的话,逐步打破既定的权力、利益格局就是必须迈出的一步。

履行。① 随着医疗服务行业的专业化水平的进一步提升，行政部门所承担的部分职能还可能逐步交由医师协会、医院管理协会、医疗行业协会这样的专业性组织来承担。作为监督者的政府部门自身显然需要经历更多的角色转变，并不断强化自身的治理能力建设。

而且，除了理顺地方层面（场域层次）不同制度行动者间的关系之外，做好国家层面（社会层次）的顶层设计，处理好中央与地方的关系、政府与市场的关系也至关重要。治理体系、市场环境、筹资与支付体系等同属于医疗服务组织所处的外部制度环境。依照 H 医院所提供的经验与教训，后两者对于医疗服务组织的绩效改革而言也会产生巨大的影响。许多现有的研究成果都很强调这方面改革的重要性。② 在本书的考察和论证中，外部制度环境各部分之间的交互作用也得到了体现。尤其是微观行动者在对市场环境的解读和建构的过程中，更彰显了因资源依赖因素的介入，市场环境与治理体系之间所发生的无法割裂的微妙联系。

当我们不是预设地把"行政化"和"市场化"截然分开时，那么就会发现，医疗服务领域的微观实践也可能同时反映"市场化"对"行政化"的约束，而不仅仅是"行政化"对"市场化"的限制。基于中国公立医院改革的现有状况，进一步改善市场环境、规范竞争秩序、扩大筹资渠道、改进支付方式、完善医疗保障体系建设等等，仍然会成为顶层设计需要回应的主题。而且，当我们需要在未来

①　参见顾昕：《从管办分开到大部制：医疗供给侧改革的组织保障》，《治理研究》2018 年第 2 期。
②　实际上，正如之前的研究回顾中所述，流行的卫生经济学、组织经济学的文献更多的是着眼于对市场化、经济激励工具的研究。

的改革中增加地方医疗服务投入时,可能会涉及"央地"关系的调整,甚至是像财政税收制度这样的——事关"央地"之间资源依赖关系的——基础规则的调整。当然,也包括进一步厘定省级以下地方政府之间在公共服务提供方面的事权、财权关系。

实际上,党的十八大以后,尤其是党的十九大以后,中国的医疗卫生服务领域的改革经历了战略的调整和优化,树立了发展"大健康"的理念和实现"全民健康"的目标,新组建了卫生健康委员会以明确和强化行业管理的政府职能和角色,并推行了种种卓有成效的改革举措。无论是实施药品零差率改革、提高基本医疗保障的力度,还是推进城市优质医疗资源的下沉、强化基层医疗卫生服务能力的建设、打造纵向协同的医联体和医共体等等,其基本原则都与上述理论启示的方向并无二致。医疗、医保、医药的"三医联动"改革也正诠释了:对于回答关于如何改善医疗服务绩效的问题,不但需要从医疗机构自身的内部管理出发有所突破,而且需要从影响医疗机构行为的宏观政策和制度环境出发加以建构。

毋庸讳言,对医疗服务领域制度设计问题的认识应当与对制度变迁过程的认识一样,必须是系统性的。当然,我们对地方个别案例的观察远远不足以为宏观的制度设计提供支撑——这也并非本书担负的主要任务。本书主要将重点置于组织场域和组织间关系层面的理论解释。依据我们已做的实证观察,即便改革还在持续推进,也必须承认,不少问题仍旧不是仅仅依靠"自上而下的设计"即可解决的。就未来改革的路径选择来讲,仅以"政策示范"或"经济激励"作为推动公立医院改革的工具和手段,或许还不足以构成医疗服务领域治理有效性的充分条件。关键在于,如何在强化医疗服务组织内部绩效管理的同时,通过协调地方行动者间的利益、权力关系来为其有效地发挥自主性创造条件,适度地引导其参与到地方资源的整合重组当中。在此过程中,必须逐步打破原有的资源分配格局,形成开放的市场秩序,重新界定政府角色和行动边界。如若能够调动和发挥地方力量,盘活各类资源,重整配置格局,那么也有望实现社会资本的良性增值。

第七章　改革的"故事"与持续推进的改革

诺思曾经给出一个经典命题:国家是经济增长的原因,国家同时也是经济衰退的根源。① 虽然他的这个命题具有重要的启发意义,但是实践中的国家与市场原本就是无法割裂的系统现象。当我们不是将宏观的制度环境(国家或市场)完全独立于行动者(组织)的微观实践去考量,那么就更可能直接和准确地把握制度环境与行动者的真实变化。医疗服务领域的制度和组织现象特别明显地展现出了二者既相互依赖又相互矛盾的复杂关系。

凝视那些充满矛盾——绩效状况饱受质疑却又不断地发展壮大——的公立医院生存现象,我们思考的问题是:制度变迁究竟如何影响医疗服务组织的行为和绩效? 改革究竟给公立医院管理体制以及公立医院自身的组织建构带来了怎样的影响? 时下流行的关于中国公立医院及医疗服务领域的研究多以卫生经济学或卫生政策学的理论为基础,提供了诸多有益的解释,可仍然是不充分的。甚至新制度经济学理论的"强制性变迁"(强调国家干预的规

---

① 参见[美]道格拉斯·C.诺思:《经济史上的结构和变革》,厉以平译,商务印书馆2011年版,第227—236页。

制性作用)或"诱致性变迁"(强调微观市场主体自发性的经济行为)的流行框架也只是提供了分析这种制度变迁过程的一个侧面。

本书尝试从资源依赖的角度,建构了一个从宏观社会层次到微观行动者层次的制度创新和扩散过程的系统框架,用以解释医疗服务领域的制度变迁现象。本书所考察的对象 H 医院通过自身的积极行动,获得了成建制划转为高校附属医院的机会,并在其"身份"转换后的十年中,又经历了制度角色的重塑,规模扩大,级别上升,实现了组织效能边界的拓展,经历了从管理体制层面到组织内部管理层面的一系列变化。这种内生性制度变迁的过程具有以下三个相互关联的重要特征:

(1)资源依赖的动态均衡成为制度变迁的基本动力;

(2)合法性资源的交换是制度变迁的一个必要条件;

(3)组织在场域中的相对位置影响制度变迁的方向。

而正是由于这种内生性制度变迁过程的特点及其存在的固有矛盾,作为制度行动者的 H 医院在组织效率方面并没有得到显著的改善。若从微观行动者改进组织绩效的主观动力来看,不断强化的"条块分割"的资源依赖格局实际上提高了它们对"内生性增长"发展模式的依赖程度。若从客观条件来看,存有缺陷的地方行动者间的共生相依关系则降低了医疗服务组织改进绩效的可能性——不断膨胀却难以明确保障的社会功能要求、问责体系的薄弱、市场进入程度和剩余索取实施程度的不足等问题都给公立医院的绩效改进带来了消极的影响。

因此,我们可以推论,中国公立医院及医疗服务领域的改革长期以来所存在的一个重要问题即在于,仅仅依靠"经济激励"的杠杆或者自上而下的"政策示范"推动,并不能保证改革和治理的有效性。只有通过调整地方医疗服务领域的权力和利益格局,明确微观行动者的职责范围,实现社会资源的合理配置和流动,并加之以医疗服务组织内部管理的不断改进以及宏观市场环境与治理模式的持续变革,才能实现制度设计者的原初目标,即理清政事关系,完善医疗卫生服务领域的制度体系,实现更高效公平的医疗服务供给。

必须承认的是,虽然笔者从"故事"出发,努力执行研究计划,试图将理论工具合理运用于历史资料的分析,探寻破题的有效方案,但是这个"讲故事"的过程仍然可能存在着一些纰漏。从数据的采集来看,本书主要采用了实地考察、访谈、查阅历史档案等方法。虽然我们尽量从历史档案中寻找事实证据,但是由于历史的不可还原性,许多经验材料是缺省的。譬如,20世纪80年代、90年代的资料较之近年来的资料在很多方面都保存得不够完整[1],即便笔者已经尽力通过访问当时亲历事件的人来搜寻数据[2],也仅仅能找到一些零星的片断。何况,许多近年来方才重视的数据(譬如许多医院绩效管理的测量数据)在过去是不被记录的。随着改革的推进,一些新的信息以电子文档的方式被记录下来,电子化对历史档案数据的保存和转换过程可能存有遗漏。因此,很多预期的线索形成之后,最终没能实现连续的观测。这也在一定程度上可以解释为什么起初笔者将研究内容锁定在改革开放后的四十多年中的焦点组织的行动过程,而最后不得不"收缩战线",只

---

① 笔者在调研中发现,从 H 医院所储存的历史档案来看,21 世纪以来十年间的资料,比起改革开放伊始至 20 世纪 90 年代末的资料数量的总和还要多。

② 实际上,真正经历过那段历史的人也可能因为记忆的褪去而无法充分回顾细节。

重点阐释了 H 医院成建制划转前后十余年的变化（当然这更多的还是基于研究问题和研究设计的考虑）。就数据采集的完整性而言，依旧存在着一定的遗憾之处。

　　从数据处理和论证方法来看，本书较多采用的过程分析的方法本身也存在着一些缺陷。虽然这种受到建构主义与后实证主义影响的论证路径长于对历史事件的诠释和还原，但是因其较之传统实证主义的方法更难以形成清晰的结构化、模式化的分析，不可避免地具有一定的限度。正如资源依赖理论的开拓者所做的，焦点组织的主观认知和行动成为他们考察的中心。① 当采取这样的研究路径时，就必须尽量避免犯主观主义的错误，防止以特定立场下的观点陈述来替代更为客观严密的科学逻辑论证。② 就此而言，这种对实证主义方法进行修正的新的方法论路径本身也需要经历不断的修正和完善，即使本书已经力图融合制度结构和制度过程的两种路径，尽量做到"取其所长，去其所短"。无论如何，严谨充分的"过程追踪"③将利于有效揭示事件背后的因果机制。

　　除了上述之外，还不得不承认，作为公共管理学科背景的研究者，笔者的阅历和研究能力尚不足以充分适配对专业性较强的医

---

　　① 实际上，也有一些学者认为，资源依赖理论家的一个纰漏就是他们简化了对组织行动的实际动机的关照，都将变化的原因归于组织维持与环境稳定性的因素。这样的指责不无道理，可是在笔者看来，这并不能否认资源依赖理论家所作出的对组织主观认知和行动重要性的强调。当我们采取过程诠释的质性方法将研究展开，那么这样的问题也就在一定程度上得到了解决。

　　② 在研究的过程中，笔者遇到的一种困难是，如何避免过多地以焦点组织的主观认知或者少数几个行动者的活动来解释"客观化"的组织间互动关系。譬如，为了保证叙述上的有所侧重，顺应整体理论逻辑的一致性，本书的论述主要集中在 H 医院、省中医学院、地方行政部门等组织间的互动关系，没有很多地展现场域中其他（与 H 医院之间也存在资源依赖关系）的行动者的活动。而我们实际上又无法否定其他行动者对 H 医院生存的可能影响。

　　③ 参见［美］约翰·吉尔林：《案例研究：原理与实践》，黄海涛、刘丰、孙芳露译，重庆大学出版社 2017 年版，第 127—136 页。

疗服务领域实施观察与"把脉"的要求。当然,这可能也反映了中国社会科学界总体上对医疗卫生服务领域关注不够、研究不深的普遍问题——很多时候,这个领域的政策和制度设计的问题可能直接由自然科学(医学相关学科背景)出身的研究者来负责解读和诊断。这使得当我们需要找寻适当的理论工具用以分析经验现象时,往往感到乏善可陈。而且,主流的卫生经济学或卫生政策学路径的观察者也因为自身学科视野所限,无法作出全面系统的解释。学科交叉的主题势必增加研究者开展资料采集和分析的难度与成本,但其意义却可能非比寻常。无论如何,这样的议题需要有更为充分的时间投入和理论准备。

以上提到的这些问题也为研究的改进和拓展留下了空间。如果能够为中国公立医院及医疗服务领域、医疗服务组织的理论乃至组织学和制度学的研究提供启示,引发后续的关注和延伸,那么本书也能够或多或少完成其使命了。就未来研究的方向而言,既需要更多的同一主题(领域)下的、有针对性的案例研究,也需要大样本的实证分析。它们都是本书所提出的理论框架得以进一步检验、完善的前提条件和路径选择。① 不可否认,随着中国公立医院及医疗服务领域改革的持续深入开展,进一步推动相应的规范研究或经验考察——不管是以"故事"的形式,还是以统计图表或社会网络分析图的形式加以呈现——都将具有重要的现实意义。

---

① 本书的一个未尽之处是,没能充分地考察与焦点组织相互依赖的所有行动者的活动,特别是没有充分交代:除去焦点组织之外的那些组织的相对权力是如何获得的? 它们的相对位置是怎样形成的? 如何来更准确地观测这种相对位置的变化? 除了个案研究外,我们期待有更多的大数据的定量分析和多维度的系统研究。当然,这就需要探寻更多适当、有效的分析指标。譬如:医院的竞争力是否仅仅是场域相对位置影响下的一种结果? 是否也是相对位置形成的一种原因? 这样的内生性问题仍然需要得到解决。

诚然,诸如行动者间"如何进行资源的分配""如何实施权责的划分"等将继续是医疗服务供给领域的制度创新与改革过程中无法绕开的主题。譬如,就在 H 医院成功跃升为三甲医院两年之后,其所在的 K 省颁布了《K 省省级公立医院综合改革指导意见》。该指导意见指出:

> 所有省级公立医院均在 2014 年 3 月底前启动综合改革。通过以药品零差率为切入点的综合改革,建立健全省级公立医院运行、考核、管理等新机制,促进全省医疗服务体系更加完善,医疗服务能力不断提高,以药养医机制根本改变,医务人员积极性有效调动,医疗费用合理控制,医疗质量安全更有保障,人民群众看病就医更加便捷。
>
> （K 省卫生与计划生育委员会 2014 年文件《K 省省级公立医院综合改革指导意见》）

其主要任务是"探索建立省级公立医院经济运行新机制""大力推进医疗资源的科学配置""切实加强省级公立医院的综合管理""全面改善省级公立医院医疗服务"。在这其中,破除"以药养医"机制、全面实行药品零差率无疑成为最为关键和有力度的举措。在此之前的 2011 年,K 省就开始了以实施药品零差率、破除"以药养医"机制为切入点的县级公立医院综合改革。省级公立医院与市、县级公立医院的服务价格形成了"倒挂",改革的联动机制与"倒逼"机制逐步形成。

彼时,对于像 H 医院这样的集医疗、教学与科研功能为一体的,亦长期负债、依赖于药品收入的大型公立医院而言,应该如何来应对这样的冲击呢?

如果依据本书所建构的理论假设和经验研究的结论来推断,那么 H 医院可能会采取"前摄型策略",找寻某种新的替代资源,以缓解"取消药品加成"对其生存所造成的冲击;或者,它可能会采取"反应型策略",在现有的资源存量基础上,想方设法地采用有利于效率提升的新技术或管理组合;当然,地方政府或医院的上级主管部门也可能会出于长远发展目标的考虑,主动地为"实在难以过关"的医院创造债务化解的某种"便利条件",协助其"平稳"渡过这一段艰难的攻坚时期——可以这样去推测,是因为在一般情况下,公立医院与地方政府或上级主管部门等地方行动主体始终是场域内关系紧密、共生相依的伙伴。

那么,2014 年所发生的真实情况是否如此呢?

上述问题显然已经超出了本书要讲的"故事"的范围。如果要继续展开下一章节,那么就必须重新回到历史经验中,采集更多可信的资料作为叙述和论证的依据,并以客观公正、逻辑清晰的方式加以呈现出来。与此同时,这也很可能会对现有的常识和理论产生新的挑战。因为随着新的历史沉淀,总是需要对过去已经解释的"阶段"重新定性,以形成"归纳方法的连续统"(continuum of induction)。[①] 但是一个困难在于,资料的碎片化与编码规则的不统一使得对历史连续性变化的解读难免有失偏颇。有时候,新概念的提出不是提供了完善解释的可能性,而是提供了"编写新故

---

① 鲁道夫·卡尔纳普通过借鉴演绎的分析和运用语义学的方法将概率引入归纳逻辑当中,对归纳逻辑的公理化系统进行研究。他于 1950 年出版的《概率的逻辑基础》和 1952 年出版的《归纳方法的连续统》是表现其归纳逻辑思想和理论的主要著作。在其理论中直接将归纳逻辑称为概率逻辑,这在归纳逻辑的发展历史当中具有标志性意义。

事"的可能性,进而使得研究的传承存在一定程度的断裂。①

　　也即是说,"新故事"虽然是对"旧故事"的延续,却并不一定可被适当地纳入到"旧故事的情节"中。更何况,由于历史的不可还原性,研究追溯的可得性是有限的,作者往往只能选择历史中那些占据主导地位的或依其判断较为重要的因素加以着墨,而自觉或不自觉地舍弃对那些"非关键性参数"的考察。② 随着改革持续推进,这样的问题势必还会出现。这确实对理论本身构成了挑战,反观之却也恰好体现了生产优秀理论的价值。

　　改革只有进行时,没有完成时。为了回应持续推进的改革,理论也将经历一个被持续发掘的过程。

---

　　① 参见胡重明:《社会治理中的技术、权力与组织变迁——以浙江为例》,《求实》2020 年第 1 期。
　　② 参见胡重明:《社会治理中的技术、权力与组织变迁——以浙江为例》,《求实》2020 年第 1 期。

附录 A　医院业务量情况(1984—2001 年)

年份	门诊量(人次)	急诊量(人次)	住院量(人次)	业务收入(万元)
1984	163820	14052	2334	109
1985	204179	13031	2303	143
1986	216022	15052	2288	190
1987	257083	17706	2406	273
1988	222314	18532	2783	376
1989	222429	17735	2849	579
1990	218150	18687	2510	639
1991	—	—	—	—
1992	—	—	—	851
1993	211083	22558	3018	1474
1994	211252	26652	2953	2220
1995	208865	28097	3089	2829
1996	206742	35633	3020	3576
1997	192743	32197	2806	3350
1998	201379	37456	3644	4417
1999	—	—	—	—
2000	226429	40896	4316	—
2001	272017	46083	4747	8824

注:部分数据缺省。

资料来源:依据 H 医院内部资料整理而成。

附录 B　访谈实录两则

访谈实录 1

时间:2013 年 9 月 18 日下午

地点:H 医院保卫科办公室

对象:GYD(H 医院保卫科科长,曾任 H 医院人事科科长、政治处主任)

访谈者:想了解一下医院是职工医院的时候,跟一般的公立医院有什么区别?

受访者:不一样的,拨款途径不一样。我们那个时候属于建设厅系统,财政厅的拨款途径是向建设厅拨的。专项资金也不一样,那个时候就是不顺,那个时候财政厅是通过工交系统这条线拨下来的。

访谈者:那么,经费多少有没有差别?

受访者:嗯……应该说要经费的途径都是跟财政厅要,但是像现在在大卫生系统里后就比较顺。现在其实扶持力度小啦,那个时候每年都有基建项目。

访谈者：那个时候一般公立医院每年都有这个专项经费吗？

受访者：是的啊，你看现在人家都已经建好了。F大学附属一院、二院都是拨款50%，2003年以前都是国家拨款的，现在就没有了。

访谈者：2003年之后就没有基建专项经费了吗？所以说我们即使转到卫生系统里了，新大楼也没有政府拨款？

受访者：是的，我们一分钱也没有的。现在A市的（市级医院）还是有这个经费的。

访谈者：就是说属于市卫生局的还是有这个经费的？

受访者：对啊，它有的啊，它可以直接跟A市政府要的。你看看像市二医院（A市另一所大学的附属医院），它们是1/3自己出，1/3学校出，1/3市政府出。它所有4亿多元，自己只要拿出1亿多就好了。我们如果2.7亿元自己拿出1亿多元，债都不用背了。是不是啊？我们还都还了。市级的话，市政府都扶持的。

访问者：那除了经费方面，其他还有没有差别？

受访者：另外嘛就是进人这块比较顺。职工医院的时候，如果要硕士博士，一般是进不来的，特别是博士后，博士后是不可能的，那个时候一定要博士后流动站的。那个时候，我们的MYT博士（后担任H医院骨科主任）就是通过学校的博士后流动站才能够进来我们医院的。所以他一定是校编的。再一个就是我们现在进了学校后，平台可以高一点，那么进人的平台也可以高一点。

访问者：那在医院的规范方面是不是有区别？

受访者：规范嘛，比如说我们的床位数，规范也不一样的。那个时候，卫生局对于你行业（职工）医院的管理不是说和一般的公立医院那样对你进行管理。

访问者：就是说卫生局对行业（职工）医院和一般的公立医院是区别对待的？

受访者：有区别的。

访问者：那这个区别是在政策上吗？

受访者：实际上就是说，不是（直接隶属）它的医院。没有这种专门扶持行业（职工）医院的政策的，（但）就是有任务要派给你的。

访问者：就是说它只是最基本的一些卫生事项的监督，但具体说怎么管理、怎么扶持是没有的。

受访者：你要是发展起来了，可能对它（直接隶属）的医院是有冲击力的，比如说以前这里 TH 区（A 市的一个辖区）人民医院、市二医院、市中医院，周围的市级医院，我们一大，对它们就有冲击了。

访问者：那不是都是公立医院吗？

受访者：对啊，但我们一大对它们就有冲击了，我们不是它的"亲生儿子"啊。那个时候我们要增加 50 个床位，它们就是不批啊！

访问者：是不是卫生局要考核的时候是不把我们这种行业（职工）医院考核在内的？

受访者：是的啊，我们属于建设厅的，（就考核而言）卫生局不需要征求我们的意见的。

访问者：就是说行业（职工）医院发展的好坏跟卫生局是没有关系的？

受访者：没有太大关系的。发展好坏主要跟行业主管部门有关系的。我们对于卫生局来说是多出来的，而且是很难上什么高级别的等级。要上等级，其实是我们自己要上。

访问者：那比如说，我们医院内部要规范的话都是我们自己主动去做的？

受访者：是我们自己去要规范啊。比如说这次要医院升级，那个时候西医的二甲也是蛮难的，相当于地区医院，我们就自己去拿它的规范，我们要申报这个级别，请卫生局过来考核。

访问者：那我们医院内部的一些管理制度是参考人家的？

受访者：是啊，就是去参观学习人家的。

访问者：人家怎么做，我们也怎么做？

受访者：对对对，以前基本这么做。以前基本按照市里的要求去做的。

访问者：那比如说像院长负责制这样的制度，对所有医院都是一样的吧？

受访者：对，这个都一样的，但是管理模式不一样，我们的人事是由建设厅任免的，它们是由卫生局任免的。

访问者：哦，就是基本的一些卫生制度规范是一样的。

受访者：对。比如说预防保健、医疗文书这些方面要求按照卫生厅规定一级级遵照执行的。职工医院要大起来是比较困难的。

访问者：是，建设厅对于医院这块也不懂啊。

受访者：对，它主要自己没有卫生处啊，要专款专用的东西就没有。所以我们那个时候要什么东西都需要自己院长去找厅长，争取经费多一点。比如我们人员要扩编，就要直接跟编委去要。那个时候就是我们的（建设厅）厅长，还有人事处处长帮我们一道跑，当时额定了 500 个编制，开始的时候只有 350 个编制。

访问者：到现在也只有 500 个编制嘛。

受访者：是的，就是那个时候要来的，那个时候要来 150 个编制已经不得了了。因为超过 120 个编制的话，当时要由省长批的，因为当时编委主任是由省长兼的，很严格的，所以我们经常跑编委，原来 350 个增加到 400 个，再从 400 个增加到 500 个。

访问者：所以其实医院相当于一直是相对独立的，要什么都要自己去争取。

受访者：那个时候，比如我们造门诊楼，是 1989 年造的，那个时候没钱，一分钱都没有。我们向各个建筑单位，省建一公司、二公司、三公司、四公司，以贷款的方式向它们借，就是你们借给我们 20 万元，以后你们来看病，我们就给优惠，（它们就借）给我们启动资金。

访问者：所以我看医院的发展在很多时候都是自己规划，自己争取发展，也没有上级部门主动扶持你发展。

受访者：对，所以院领导力度大一点，医院发展就快一点。所以这次找中医院，也是院领导觉得必须自己找"公婆"，不然要被"吃掉"的。因为很多行业（职工）医院已经出现这种情况，像地质医院就"死掉"了。

访谈实录 2

时间：2013 年 9 月 20 日下午

地点：H 医院门诊四楼会议室

对象：MY（H 医院财务部工作人员，曾任 H 医院财务部主任）

访问者：医院成建制划转前后的收入和支出结构有什么区别？

受访者：（看了财务收入和支出结构图后）基本是一样的，就是原来我们是没有科教项目收入、科教项目支出这一项的,F大学附属一院、二院这类医院当时就有的。我们的收入的话,医疗收入基本是一样的,财政补助收入分为两块,一块是差额补助收入(按照人员编制数和离退休人员数),一块是专项补助,主要是大型基建和大型设备,这个是要我们打专题报告上去申请的。比如我们要500万元,财政可能给你200万元、300万元。如果说得好的话,比如我们需要1200万元的基建项目,财政有可能给你600万元。

访问者:那政府凭什么来决定专项补助的多少呢?

受访者:这个是财政按照资金安排的。(那个时候)科教收入是没有的,其他收入是有的,但是包含的内容没有这么多。

访问者:其他收入反正本来就占的比例是微乎其微的。

受访者:是的。

访问者:那么医疗收入呢?

受访者:医疗收入(其中的)药事服务费那时是没有的,就是药品收入。药品收入那时候是涵盖了西药的15%加成,草药的26%加成,就是说我买来1块钱的西药,1.15元就是我的药品收入,买来1块钱的草药,1.26元就是我的药品收入,没有药事服务费。现在的概念是,买进来是1块钱,要加上药事服务费26%。

访问者:哦,那当时这个公共卫生费用、重点学科(项目)是没有的?

受访者:没有的,我们又不搞公共卫生,那时也没有重点学科。

访问者:那跟当时一般的公立医院相比,我们的收入结构跟它们的有区别吗?财政这块的拨款有区别吗?

受访者:当时的经济拨款差不多的,它们是财政拨给卫生厅,卫生厅再拨给它所管辖的医院。我们是财政拨给建设厅。现在都是一样的,我们归卫生厅管了。

访问者:那就是说,从财务的角度来看,我们作为行业(职工)医院和一般公立医院的财务来源渠道是差不多的。

受访者:是一样的,只是说像 F 大学附属第一、第二医院这类医院,它们有科教项目收入这一块,我们这一块几乎是没有的。

访问者:M 老师(您)是一直在这个医院的吧?

受访者:是的,三十多年了。

访问者:那医院在改革开放前后有什么差别,我们现在看的比较多的是改制前后的变化,改革开放前后医院是不是有什么明显的区别?

受访者:改革开放你指的是 1978 年?

访问者:就是之前受"文化大革命"影响,后来开放了。

受访者:我是 1981 年来医院的,已经开放了。那个时候怎么说呢,是建设总公司职工医院,是专门对建设局下面的单位开放的,后来是对外开放了。

访问者:那是什么时候的事?

受访者:对外开放……我来的时候已经开放了。那时候是三种人,一种是付现金的,还有一种是单位的记账单,盖有他们单位医务室的章,然后凭这个记账单来医院看病。比如,A 市师范学院、A 市商学院的学生、老师都在我们这里看病的。一个月下来,发生的费用我都记好,然后列成一张清单寄给他们医务室,他们就把款打过来。还有一种是公务员,以前叫公费医疗,比如说建设厅,全部是享受国家公费医疗待遇的,那个时候财政把这笔医疗费用拨给公费医疗管理办公室。那个时候全部靠诚信的,他们拿了这个本子,我们记多少就是多少的,看了什么病,我们就记多少,多记一点也没人理的,我们都老老实实的。都是靠记账的,住院也是这样,从入院到出院都是记账。现在医保放开了,记账单也取消了。

访问者:那个省建一公司、二公司属于国企是吧?

受访者:嗯,是属于国企。

访问者:那像我们的差额补助,他们是没有的是吧?

受访者:他们没有的。我们当时属于K省建设总公司,到了1988年还是1986年的时候,中央要求政企分开,就是企业和服务部门要分开,那时就是所有的企业归省建设总公司管,所有的事业单位归建设厅管。事业单位有财政补助的,企业没有财政补助的。

访问者:听说当时我们还跟省建一公司、二公司借过钱呢?

受访者:对啊,是我去借的。最早的时候是我们造门诊楼的时候,那时候我们用了280万元,一部分是财政要来的,一部分是从这些企业里借来的,还有一部分是自己的。

访问者:那时候怎么没想到跟银行贷款?

受访者:当时没有银行贷款的意识。

访问者:那其实路径还是差不多的,当时除了财政拨款就是跟兄弟单位借钱,现在的话除了财政拨款就是跟银行贷款。

受访者:是啊,我们那时候在兄弟单位里面也被他们当"宝贝"处理的。他们来看病,我们也给他们照顾的。有时候去借个1万元、5000元什么的,(这种情况)都有的。当然,我们也尽量还给他们。

访问者:听这么说起来,其实在建设厅的时候,我们的地位还是很高的。

受访者:是啊,现在在卫生厅,虽然总的来说是发展了,但是地位好像没有在建设厅的时候高了。那时候,建设厅厅长经常到我们这里来的,跟我们院长讨论医院发展的事情。

访问者:那是怎么回事呢? 是因为我们发展得好吗? 为什么建设厅这么重视我们?

受访者:对啊。就是说喽,就是它整个下属的就(只有)我们一家卫生单位,当我们是"干儿子"。它下面的几个企业全是赚钱的,还有设计院、规划院、建科所,这些都是比较好的单位,他们待遇都很好的。我们这里是不赚钱的,我们医生待遇很差的。所以他们经常来我们这里,尽可能照顾我们。

注:访谈方法在本项研究中得到了较多的运用,此处选取了具有代表性的两则访谈实录。一手保存的访谈资料不可避免地呈现出口语化的形式,带有方言、俚语的成分。它们中的许多正好反映了受访者的生活体验和对历史事件的原始记忆。值得注意的是,这些由受访者言说的内容总是带有特定立场的价值判断,存在客观性和真实性的问题。因此,必须对其进行审慎甄别。此处基本保留原话,只为了呈现其对历史行为和动机的一种"解释"。

参考文献

［1］［美］B. 盖伊·彼得斯:《政治科学中的制度理论:"新制度主义"》(第二版),王向民、段红伟译,上海人民出版社 2011 年版。

［2］［美］彼得·M. 布劳:《社会生活中的交换与权力》,李国武译,商务印书馆 2012 年版。

［3］成思危主编:《中国事业单位改革——模式选择与分类引导》,民主与建设出版社 2000 年版。

［4］陈命家:《从职工医院到附属医院——安徽医专附属医院建设的探讨》,《安徽卫生职业技术学院学报》2005 年第 4 期。

［5］［美］道格拉斯·C. 诺思:《制度、制度变迁与经济绩效》,杭行译,上海人民出版社 2008 年版。

［6］［美］道格拉斯·C. 诺思:《经济史上的结构和变革》,厉以平译,商务印书馆 2011 年版。

［7］方鹏骞、王晓蕾:《我国企业医院转制几种模式的比较》,《中国卫生经济》2010 年第 1 期。

［8］冯蕾:《"职工医院"变身"企业医院"》,《中国医院院长》2008 年第 15 期。

［9］付强、张誉铮、宋文舸:《我国公立医院管办分开模式评析——以上海、北京、深圳、成都为例》,《中国医院管理》2015 年第 8 期。

[10]顾昕、高梦滔、姚洋:《诊断与处方:直面中国医疗体制改革》,社会科学文献出版社 2006 年版。

[11]顾昕:《行政型市场化与中国公立医院的改革》,《公共行政评论》2011 年第 3 期。

[12]顾昕:《走向协同治理:公立医院治理变革中的国家、市场与社会》,《苏州大学学报(哲学社会科学版)》2017 年第 5 期。

[13]顾昕:《公立医院去行政化——组织和制度变革》,《中国公共政策评论》2017 年第 1 期。

[14]顾昕:《从管办分开到大部制:医疗供给侧改革的组织保障》,《治理研究》2018 年第 2 期。

[15]管仲军、陈昕、叶小琴:《我国医疗服务供给制度变迁与内在逻辑探析》,《中国行政管理》2017 年第 7 期。

[16]郭晓日:《我国公立医院效率及其影响因素研究》,山东大学 2012 年博士学位论文。

[17]和经纬:《中国城市公立医院民营化的政治经济学逻辑》,《中国行政管理》2010 年第 4 期。

[18]胡洋、戴萌:《基于委托代理理论的公立医院内部激励约束机制研究》,《中国医院管理》2009 年第 10 期。

[19]胡重明:《制度变迁与医疗服务组织:一个研究述评》,《行政论坛》2015 年第 4 期。

[20][美]杰弗瑞·菲弗、杰勒德·R. 塞兰尼克:《组织的外部控制:资源依赖观点》,俞慧芸译,(台湾)联经出版事业股份有限公司 2007 年版。

[21][美]杰弗里·菲佛、杰勒尔德·R. 萨兰基克:《组织的外部控制——对组织资源依赖的分析》,闫蕊译,东方出版社 2006 年版。

[22]匡莉:《公立医院规模持续扩张机制与调控策略——理论模型与实证研究》,中山大学出版社 2011 年版。

[23]李玲、江宇等:《中国公立医院改革——问题、对策和出路》,

社会科学文献出版社 2012 年版。

[24]李乐乐、俞乔:《国家治理现代化与中国特色基本医疗保险制度变迁——基于历史制度主义的分析框架》,《党政研究》2018 年第 6 期。

[25]李霞:《公立医院改革的制度变迁分析与对策》,《人民论坛》2010 年第 11 期。

[26]李岳峰:《公立医院规模扩张的收益与最优边界分析——基于交易成本理论》,《卫生经济研究》2017 年第 10 期。

[27]刘小康:《建立事业单位法人治理结构的理论再探讨》,《北京行政学院学报》2015 年第 2 期。

[28]刘自敏、崔志伟:《多委托人多任务框架下的公立医院监管分析——基于利益集团角度》,《制度经济学研究》2018 年第 3 期。

[29]陆鹤苑:《行业医院改革存在的问题及注意事项》,《中国卫生质量管理》2005 年第 1 期。

[30]罗力:《中国公立医院改革——关注运行机制和制度环境》,复旦大学出版社 2010 年版。

[31][英]罗布·巴戈特:《解析医疗卫生政策》,赵万里等译,格致出版社、上海人民出版社 2012 年版。

[32][德]马克斯·韦伯:《经济与社会》,林荣远译,商务印书馆1997 年版。

[33]马力宏:《论政府管理中的条块关系》,《政治学研究》1998 年第 4 期。

[34]马小波等:《医改后某县人民医院创建医学院附属医院工作初探》,《现代医药卫生》2013 年第 20 期。

[35]茅竞伟:《菏泽医改:公立医院的迷失与回归》,《当代医学》2005 年第 12 期。

[36][法]米歇尔·克罗齐耶、埃哈尔·费埃德伯格:《行动者与系统——集体行动的政治学》,张月等译,上海人民出版社 2007 年版。

［37］［德］尼可拉斯·卢曼:《权力》,瞿铁鹏译,上海人民出版社2005 年版。

［38］彭涛、魏建:《内生制度变迁理论:阿西莫格鲁、青木昌彦和格雷夫的比较》,《经济社会体制比较》2011 年第 2 期。

［39］祁红涛:《公立医院产权改革探索》,《社会科学家》2013 年第10 期。

［40］施敏:《苏州、无锡、上海、北京海淀四地医院管办分离模式比较与分析》,《中国医院管理》2007 年第 8 期。

［41］施敏、赵永冰:《"管办分离"模式下公立医院出资人制度的探索——以上海申康医院发展中心为例》,《医学与哲学(人文社会医学版)》2008 年第 1 期。

［42］石光、谢欣、邱亭林:《公立医院改制的动力、特点与相关政策》,《中国卫生资源》2004 年第 6 期。

［43］［美］塔尔科特·帕森斯:《社会行动的结构》,张明德、夏遇南、彭刚译,译林出版社 2012 年版。

［44］［瑞典］汤姆·R. 伯恩斯等:《经济与社会变迁的结构化——行动者、制度与环境》,周长城等译,社会科学文献出版社 2010 年版。

［45］［美］V. W. 拉坦:《诱致性制度变迁理论》,载［美］R. 科斯、A. 阿尔钦、D. 诺思等:《财产权利与制度变迁——产权学派与新制度学派译文集》,刘守英译,上海人民出版社 2004 年版。

［46］［美］W. 理查德·斯科特:《制度与组织——思想观念与物质利益》(第 3 版),姚伟、王黎芳译,中国人民大学出版社 2010 年版。

［47］［美］W.理查德·斯科特、杰拉尔德·F.戴维斯:《组织理论——理性、自然与开放系统的视角》,高俊山译,中国人民大学出版社 2011 年版。

［48］汪孔亮、胡翔、项莉:《公立医院治理结构变革对战略绩效管理的影响研究》,《中国医院管理》2010 年第 12 期。

［49］王冰:《依赖市场配置资源公立医院改革的上层架构设计》,

《博鳌观察》2016 年第 1 期。

[50]王长青：《论公立医院管理体制改革过程中公益性的维护——以江苏省宿迁市为例》，《中国卫生事业管理》2008 年第 5 期。

[51]王前强：《利益集团博弈与公立医院产权制度改革》，《卫生经济研究》2006 年第 6 期。

[52][美]沃尔特·W. 鲍威尔、保罗·J. 迪马吉奥主编：《组织分析的新制度主义》，姚伟译，上海人民出版社 2008 年版。

[53]邬力祥、陈文贵：《转型时期公立医院产权制度改革：背景、动因与重心》，《湖南社会科学》2016 年第 4 期。

[54]吴少龙：《市场竞争、政府责任与公立医院负债——广东省公立医院债务问题研究》，《中国公共政策评论》2017 年第 1 期。

[55]吴素雄、杨华、吕鸿强、俞林伟：《公立医疗机构法人治理的委托代理悖论与化解逻辑》，《浙江学刊》2020 年第 2 期。

[56]谢立中主编：《结构—制度分析，还是过程—事件分析?》，社会科学文献出版社 2010 年版。

[57]徐双敏、蒋祖存：《从事业单位到事业法人："管办分离"改革的难点研究》，《中国行政管理》2019 年第 4 期。

[58][英]亚历山大·S. 普力克、[美]阿普里尔·哈丁主编：《卫生服务提供体系创新：公立医院法人化》，李卫平、王云屏、宋大平主译，中国人民大学出版社 2011 年版。

[59][美]约翰·吉尔林：《案例研究：原理与实践》，黄海涛、刘丰、孙芳露译，重庆大学出版社 2017 年版。

[60]乐曲、陶思羽、闵锐、方鹏骞：《基于管办分开的医院管理中心模式分析》，《中国医院管理》2018 年第 1 期。

[61][美]詹姆斯·G. 马奇、[挪]约翰·P. 奥尔森：《重新发现制度：政治的组织基础》，张伟译，生活·读书·新知三联书店 2011 年版。

[62][美]詹姆斯·马奇、赫伯特·西蒙：《组织》，邵冲译，机械工

业出版社 2008 年版。

[63][美]詹姆斯·汤普森:《行动中的组织——行政理论的社会科学基础》,敬义嘉译,上海人民出版社 2007 年版。

[64]张丽、熊季霞:《公立医院治理结构中医院经营者代理问题的博弈分析》,《医学与社会》2013 年第 4 期。

[65]张咏梅:《政府—企业关系中的权力、依赖与动态均衡——基于资源依赖理论的分析》,《兰州学刊》2013 年第 7 期。

[66]张永宏主编:《组织社会学的新制度主义学派》,上海人民出版社 2007 年版。

[67]赵棣:《困境与未来:中国公立医院的改革之路》,科学出版社 2011 年版。

[68]周丽:《我国公立医院行为绩效分析——价格管制下的实证研究》,经济科学出版社 2011 年版。

[69]周振超:《打破职责同构:条块关系变革的路径选择》,《中国行政管理》2005 年第 9 期。

[70]朱恒鹏:《公立医院改革核心是引进市场竞争》,《中国医疗保险》2016 年第 8 期。

[71]Alexander, Jeffrey A. and Terry L. Amburgey, "The Dynamics of Change in the American Hospital Industry: Transformation or Selection?", *Medical Care Review*, No.44, 1987.

[72]Arrow, Kenneth J., "Uncertainty and the Welfare Economics of Medical Care", *American Economic Review*, No.53, 1963.

[73]Barnard, Chester I., *The Functions of the Executive*, Cambridge, MA: Harvard University Press, 1938.

[74]Cetina, Karin Knorr, "Primitive Classification and Postmodernity: Towards a Sociological Notion of Fiction", *Theory, Culture and Society*, Vol.11, No.3, 1994.

[75]Christianson, Jon B., Susan M. Sanchez, Douglas R. Wholey and

Maureen Shadle, "The HMO Industry: Evolution in Population Demographics and Market Structures", *Medical Care Review*, No.48, 1991.

[76] Czarniawska, B., *A Theory of Organizing*, Cheltenham, UK: Edward Elgar Publishing, 2008.

[77] Czarniawska, Barbara, *Narrating the Organization: Dramas of Institutional Identity*, Chicago: University of Chicago Press, 1997.

[78] Czarniawska, Barbara, *Organizing in the Face of Risk and Threat*, Cheltenham, UK: Edward Elgar Publishing, 2009.

[79] Davis, Karen, *National Health Insurance: Benefits, Costs, and Consequences*, Washington, D.C.: Brookings Institution, 1975.

[80] Denhardt, R. B. and J. V. Denhardt, "The New Public Service, Service Rather than Steering", *Public Administration Review*, Vol. 60, No.6, 2000.

[81] Emerson, R. M., "Power-dependence Relations", *American Sociology Review*, Vol.27, No.1, 1962.

[82] Estes, Carroll L., James H. Swan, Linda A. Bergthold and Pamela H. Spohn, "Running as Fast as They Can: Organizational Changes in Home Health Care", *Home Health Care Services Quarterly*, No.13, 1992.

[83] Fennell, Mary L., "The Effect of Environmental Characteristics on Structure of Hospital Clusters", *Administrative Science Quarterly*, No.25, 1980.

[84] Freeman, John H. and Michael T. Hannan, "Niche Width and the Dynamics of Organizational Populations", *American Journal of Sociology*, No.88, 1983.

[85] Fuchs, Victor, *Who Shall Live? Health, Economics, and Social Choice*, New York: Basic Books, 1974.

[86] Garceau, Oliver, *The Political Life of the American Medical Association*, Cambridge, MA: Harvard University Press, 1941.

［87］Goss，Mary E. W.，"Influence and Authority among Physicians in an Outpatient Clinic"，*American Sociological Review*，No.26，1961.

［88］Hannan，Michael T. and John Freeman，"The Population Ecology of Organizations"，*American Journal of Sociology*，No.82，1977.

［89］Hey，C.，*Political Analysis：A Critical Introduction*，Hampshire：Palgrave，2002.

［90］Holzner，Burkhart，*Reality Construction in Society*，Cambridge，MA：Schenkman，1968.

［91］Kaluzny，Arnold D. and Richard B. Warnecke，*Managing a Health Care Alliance*，San Francisco：Jossey-Bass，1996.

［92］Levine，Sol and Paul E. White，"Exchange as a Conceptual Framework for the Study of Interorganizational Relationships"，*Administrative Science Quarterly*，No.5，1961.

［93］Lewin，Kurt，*Field Theory and Social Science*，New York：Harper and Brothers，1951.

［94］March，James G. and Herbert A. Simon，*Organizations*，New York：John Wiley，1958.

［95］Magala，S. J.，"The Making and Unmaking of Sense"，*Organization Studies*，Vol.18，No.2，1997.

［96］Marmor，Theodore R.，*The Politics of Medicare*，Chicago：Aldine，1970.

［97］Meyer，John W. and Brian Rowan，"Institutional Organizations：Formal Structure as Myth and Ceremony"，*American Journal of Sociology*，No.83，1977.

［98］Milner，Murray，Jr.，*Unequal Care：A Case Study of Interorganizational Relations in Health Care*，New York：Columbia University Press，1980.

［99］Nonaka，K.，"A Dynamic Theory of Organizational Knowledge

Creation", *Organizational Science*, Vol.5, No.1, 1994.

[100] Nonaka, K. et al., "Organizational Knowledge Creation Theory: A First Comprehensive Test", *International Business Review*, Vol. 3, No.4, 1994.

[101] J. Pfeffer and G. R. Salancik, *The External Control of Organizations: A Resource Dependence Perspective*, New York: Harper & Row, 1978.

[102] Rescher, N., *Rationality in Pragmatic Perspective*, Lewiston, NY: Edwin Mellen Press, 2003.

[103] Roemer, Milton I. and J. W. Friedman, *Doctors in Hospitals: Medical Staff Organization and Hospital Performance*, Baltimore: Johns Hopkins University Press, 1971.

[104] W. R. Scott, M. Ruef, P. J. Mendel and C. Caronna, *Institutional Change and Healthcare Organizations: From Professional Dominance to Managed Care*, Chicago: University of Chicago Press, 2000.

[105] Starkweather, David, B., "Competition, Integration, and Diversification: Seven Hospitals of Growthville, U.S.A", *Journal of Health Administration Education*, Vol.8, No.4, 1990.

[106] Stevens, Robert and Rosemary Stevens, *Welfare Medicine in America: A Case Study of Medicaid*, New York: Free Press, 1974.

[107] Taylor, J. R. and E. J. Van Every, *The Emergent Organization: Communication as its Site and Surface*, Mahwah, NJ: Erlbaum, 2000.

[108] Weick, K. E., "The Collapse of Sensemaking in Organizations: The Mann Gulch Disaster", *Administrative Science Quarterly*, No.38, 1993.

[109] Zucker, Lynne G., "The Role of Institutionalization in Cultural Persistence", *American Sociological Review*, No.42, 1977.

后　记

　　2020 年 3 月的中国大地仍然笼罩在新冠肺炎疫情的阴云当中。这一场"大考"严格地检验了公共卫生和地方治理的能力,也再一次给成长中的中国医疗卫生服务体系敲响了警钟。在很多理论和实务工作者看来,制度的障碍仍然是影响医疗卫生服务体系运作有效性的关键问题。这更催促我必须加快进度,将已有的研究成果发表出来,以供同行和广大读者参考、交流。

　　这本书是在我博士学位论文的基础上修改完成的。因疫情影响,无法外出活动,这倒是给本书的修改和最终定稿腾出了一定时间。然而相比于六年前的那一次"定稿",此次重新检视这份研究成果,确实发现有更多"不令人满意"的地方。而且,如果按照近年来医疗卫生服务领域所取得的进展和变化,足以提出一箩筐富有挑战性的新问题。这使得本书所呈现的内容更加重了几分"历史研究"的味道,也更凸显了建构一套经得起历史检验的理论具有的重要价值。

　　本书的成稿和出版来之不易。

　　首先要感谢我的导师竺乾威教授。他曾一次又一次地与我交换关于学术和人生的看法。睿智理性的思维和饱含情感的语言总是交织在一起，字字句句地托出对我的关怀；尽可能地为我的成长出谋划策，帮助我从迷茫与困顿中走出。在令许多人高山仰止的形象背后，是一位亲切、值得信赖的长者。一段段简单得如家人般质朴的交谈，激励我更加自信坚定地对未来作出选择。如果说是复旦大学和上海师范大学给我提供了一个可以追逐梦想的舞台，那么正是竺老师帮我开启了通向舞台的那扇大门。从论文写作到本书出版离不开竺老师自始至终的悉心指导和鞭策。

在研究设计和论文撰写的过程中，我还有幸得到了复旦大学公共行政系的唐亚林、朱春奎、唐贤兴、敬乂嘉、陈晓原、李春成等教授的指点和帮助。华东师范大学的吴志华教授、同济大学的孙荣教授和苏州大学的沈荣华教授在百忙之中担任了论文的评阅工作。上海师范大学的何精华教授和华东理工大学的叶海平教授在论文答辩会上也为论文的修改完善提出了宝贵的建议。

在过去的十余年中，我的夫人马飞炜女士在生活上给予了我无微不至的关怀。她还不辞辛苦地在繁忙的工作之余为我审阅了书稿的每一个章节，提出了许多中肯有效的意见。即便她没有与我一起走上读博的道路，她的细致、敏捷、洞察力和创造力，依旧深刻地影响着我走过学术道路的每一步。多么庆幸有她的陪伴！

感谢我可爱的女儿翔予！她的乖巧和聪颖令我欣慰，她的活泼和天真给我欢乐。无论工作还是生活，她都是我努力的不竭动力。

感谢我伟大的父亲和母亲！他们总是千方百计地为我扫除生活上的障碍，从物质上和精神上对我倾力支持。每一次分享喜悦，每一次分担风雨，都有他们的身影。我对他们的感恩之情无以言表,必将以一生去偿还。

在本书付梓之际,我还要特别感谢 H 医院的各位领导和工作人员在调研中所给予的大力支持!特别感谢人民出版社的郑海燕编审以及相关编辑人员的专业、敬业付出!特别感谢中共浙江省委党校科研处为本书出版所提供的资助!也感谢学校的各位领导和同事给予我工作上的指导与帮助!

疫情或能暂停飞驰的列车,但却停不住时间,留不住追逐梦想的脚步,挡不住国家建设和社会发展的进程。希望拙作的问世能够为改革和发展中的国家致以绵薄之力,企盼迎来更灿烂美好的明天!

胡重明

2020 年 3 月于杭州